# *ESSAIS*
# BOTANIQUES,

## CHIMIQUES ET PHARMACEUTIQUES, ſur quelques Plantes indigénes, ſubſtituées avec ſuccès, à des végétaux exotiques, auxquels on a joint des obſervations médicinales ſur les mêmes objets.

*Ouvrage qui a remporté, le 3 Décembre 1776, le premier prix double, au jugement de MM. de l'Académie des Sciences, Belles-Lettres & Arts de Lyon.*


Par M. COSTE, Médecin des Hôpitaux Militaires du Roi, en réſidence à Calais, Agrégé honoraire du Collége Royal des Médecins de Nancy, Membre de l'Académie Royale des Sciences, Arts & Belles-Lettres de la même ville, Aſſocié de celle de Lyon, des Sociétés royale & patriotiques de Suéde & de Heſſe-Hombourg.

*Et M. WILLEMET, Doyen des Apothicaires, Démonſtrateur de Chimie & de Botanique au Collége Royal de Médecine de Nancy, Membre honoraire des Sociétés Royales, Électorales, Patriotiques, Botaniques & Économiques de Suéde, de Baviere, de Heſſe-Hombourg, de Berne, & de celle de Médecine de Paris.*


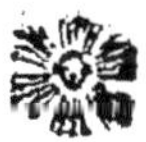


A NANCY,

Chez la Veuve LECLERC, Imprimeur de l'Intendance.

M. DCC. LXXVIII.

*Natura placuerat esse remedia parata vulgò, inventa facilia, ac sine impendio.* Plin. Hist. nat. lib. XXIV. C I.

A MONSIEUR

HARMANT,

Conseiller-Médecin ordinaire du feu Roi de Pologne, Duc de Lorraine & de Bar, Membre de l'Académie Royale des Sciences, & du Collége Royal de Médecine de Nancy.

*ON ne devroit dédier les travaux qui ont rapport à l'art de guérir, qu'aux vrais Médecins, à ces hommes qui jouissent d'une réputation toujours soutenue par le suffrage de leurs Confreres; agréez à ce titre l'hommage que vous font de leurs Essais des amis communs. A qui convenoit-il mieux d'offrir un Ouvrage qui a pour but de simplifier la matiere médicale, qu'à vous,* MONSIEUR, *qui, à l'exemple des Venel & des Bordeu, ces deux illustres amis que vous venez de perdre, vous vous occupez avec tant de succès à ramener la pratique de la Médecine à cette heureuse simplicité, qu'il n'appartient qu'au génie éclairé par l'observation, de saisir & d'enseigner. Qui pourroit aujourd'hui ignorer le bien que vous avez fait à l'humanité, en rendant public le moyen que vous avez trouvé si simple & si efficace, de ressusciter les personnes suffoquées par la vapeur du charbon embrasé. Le Gouvernement & les Nations étrangeres, en faisant réimprimer & traduire votre excellent Ouvrage sur un sujet aussi nécessaire à la vie de tant de malheureux, vous assurent leur reconnoissance. Augmentez encore vos droits à cet égard, en publiant vos autres découvertes, & surtout vos observations sur les épidémies de la Lorraine; vous les devez à votre Province & à vos Compatriotes, dont vous vous êtes si universellement acquis l'estime & l'amitié.*

*Nous sommes avec la considération due à vos talents, & avec l'attachement le plus parfait,*

MONSIEUR,

*Vos très-humbles & très-obéissants serviteurs,*

COSTE & WILLEMET.

# AVERTISSEMENT.

LE ſuffrage de l'illuſtre Académie qui a daigné couronner nos Eſſais, étoit plus propre à encourager notre émulation, qu'à nous aveugler ſur les imperfections de notre ouvrage. En le publiant aujourd'hui, nous ſacrifions les intérêts de notre amour propre aux vœux de ce corps reſpectable. L'humanité, qui avoit dicté le problême, nous impoſe la loi de divulguer des expériences qui lui ont été favorables entre nos mains, par l'eſpérance où nous ſommes qu'elles le deviendront encore davantage dans des mains plus heureuſes. On les répétera en obſervant l'inſuffiſance de certains remedes, en corrigeant la doſe de ceux-ci, en rectifiant la formule de ceux-là, en indiquant les moyens d'en augmenter ou d'en diminuer l'activité, en ajoutant enfin de nouvelles richeſſes à celles dont nous avons déja mis la Médecine en poſſeſſion.

Avec des talents plus marqués, & des occaſions plus fréquentes encore que celles qui nous ont été offertes, nous aurions eu bien de la peine à conduire ces Eſſais au degré de perfection dont ils ſont ſuſceptibles... Le tems ſeul peut l'amener. Mais ſi ces Rudiments de matiere médicale indigéne, tout imparfaits qu'ils ſont, devenoient pour les gens de l'art, un motif de concourir, par leurs obſervations, à former un code complet de preſcriptions de ce genre, nous ne ſerions pas moins honorés d'avoir, ſur les invitations du Programme, formé en quelque maniere les premiers pas, dans cette carrière intéreſſante.

Nous aurions pû, en retardant cette publication, nous livrer à de nouvelles recherches, répéter quelques eſſais, vérifier des obſervations qui appartiennent à d'autres... Non... la couronne académique, quelque flatteuſe qu'elle ſoit, ne nous a pas enorgueilli au point de nous croire faits pour établir des loix, & pour ſubſtituer une médecine purement indigéne, à cette foule de remedes exotiques dont l'efficacité eſt conſtatée par une ſi grande multitude d'exemples & de ſuccès. Peut-être, un jour, le champ, que nous oſons défricher, fournira-t-il à nos neveux une moiſſon aſſez abondante pour ſe paſſer de ces ſecours étrangers. Mais l'époque décidée de cette grande révolution ne pourra être due qu'à quelque grand génie, à un de ces hommes ſupérieurs & dignes de le diſputer en mérite & en autorité à Hippocrate ou à Boerhaave. Pour ſe charger d'un édifice auſſi important, & lui donner à la fois l'aſſurance & la majeſté néceſſaires, il faut dans l'architecte qui oſera l'entreprendre, autant de cette noble hardiesse, qui sait évaluer & mépriser les préjugés, que de cette habileté qui sait mettre à profit & disposer avec goût & solidité les matériaux qu'elle a sous la main. Dénués de tout ce qui peut donner des droits à cette prétention, contentons-nous de consigner ici, comme un gage de nos efforts & de notre bonne volonté, la notice des plantes de nos climats, que nous avons substituées à celles qu'on nous apporte à grands frais des pays les plus reculés.

Nous sommes loin, comme nous l'avons dit, de nous autoriser du suffrage de l'Académie, pour nous enorgueillir de nos succès, & les publier avec un ton avantageux. Nous le répétons avec plaisir. Ce sont des efforts que cette illustre Société a eu dessein d'encourager.... Et lorsqu'elle nous invite à les livrer à l'impression, nous sommes moins tentés de croire qu'elle ait voulu s'honorer de ſon jugement, que nous donner l'occaſion de juſtifier ſon indulgence par l'aveu de notre médiocrité. Sans doute pour nous avoir donné la préférence ſur nos rivaux, nos juges ne ſont pas comptables des fautes qui nous ſeroient échappées. Mais nous avons dû à la vérité & aux loix des concours académiques, de publier notre Mémoire tel qu'il a été préſenté à leur tribunal, & de ſéparer entiérement, ſous le titre de *Supplément*, les additions que nous avons crû devoir y faire depuis. Nous nous propoſions de les augmenter encore; mais les invitations de l'Académie, que nous aimons à prendre pour des ordres, les inſtances de nos amis, le vœu des Compagnies ſavantes auxquelles nous avons réciproquement l'honneur d'appartenir, tout nous impoſe la loi de ne pas reſter plus longtems dans le ſilence.

# INTRODUCTION.

Les premiers ſecours que la médecine a employé dans chaque climat, ont été tirés des plantes qui y naiſſoient ſpontanément : des mœurs pures, une vie frugale & ſédentaire, n'expoſoient point les anciens habitants du monde à ces maladies funeſtes & compliquées, devenues, par la ſucceſſion des ſiécles, le triſte appanage de l'humanité, dégénérée du côté phyſique & du côté moral. Des dérangements de ſanté, ſuites naturelles de l'organiſation animale, des chûtes, quelques accidents, quelques maux ſimples, n'exigeoient que des remedes ſimples auſſi. Des tentatives heureuſes en avoient fait découvrir pluſieurs dans ces plantes que la nature a répandu ſur la terre avec autant de variété que de profuſion. De nouvelles expériences en avoient confirmé les avantages. Bientôt des maux d'un caractere plus indomptable ſuccéderent au commerce des nations entr'elles, aux voyages, à l'excès des paſſions, aux débauches, aux fatigues de tout genre. On inculpa dès-lors les reſſources locales...... On attribua à leur inſuffiſance ce qui n'étoit dû qu'à la détérioration des tempéraments. On crût devoir chercher plus loin des ſecours plus efficaces,

& l'inconſéquence de l'eſprit humain leur prêtât de plus grandes vertus en proportion de leur rareté, de la diſtance des lieux, ſouvent même, ne craignons pas de le dire, en proportion du degré de myſtére qui en faiſoit un ſecret pour la multitude. Delà, comme Pline s'en plaignoit déjà de ſon tems; delà ces magaſins immenſes de drogues, où la ſubtilité des Jongleurs sembloit avoir mis à prix la vie des hommes. Delà ces compoſitions & ces mêlanges inouis.... L'Arabie & l'Inde étoient miſes à contribution par le luxe ou l'impatience des malades; & pour les moindres maux, on alloit chercher au-delà de la mer rouge de prétendus remedes annoncés ſous des noms faſtueux; tandis que les pauvres trouvoient encore la guériſon de leurs maladies dans des ſubſtances ſemblables à celles qui leur fourniſſoient de la nouriture.

Le véritable, le premier créateur de la Médecine dogmatique, Hippocrate, ce génie tranſcendant, qui crût ne devoir établir de principes qu'après avoir interrogé nombre de fois l'expérience & la nature, fut le premier partiſan de la matiere médicale indigéne. Doué des vues les plus vaſtes, rien de plus ſimple que ſa maniere de procéder, rien de plus à la portée de tout le monde que les remedes qu'il indique. On ne trouve dans ſes preſcriptions que les plantes qui croiſſoient dans le ſein de la Grece. L'oracle de la Médecine ne propoſe que des ſecours déjà juſtifiés ſur les lieux, par l'expérience de ſes prédéceſſeurs. Bien caractériſer une maladie, diſtinguer parfaitement, ſurtout les moments où les efforts de la nature doivent être reſpectés, de ceux où il faut agir.... C'eſt à cette partie de l'art qu'il attache la plus grande importance, perſuadé que la véritable indication, une fois bien ſaiſie, les moyens de la remplir, font l'article le moins difficile du traitement. Celſe, l'Hippocrate des Romains, ne ceſſe de faire l'éloge de cette élégante ſimplicité. Sydenham, l'un des plus heureux praticiens du dernier ſiécle, ne s'en eſt jamais écarté; & l'on ſçait que le grand Boerhaave en a fait un des fondements de ſa pratique.

On doit être étonné ſans doute que ces Princes de l'art de guérir, dont l'autorité a fait ſucceſſivement en Médecine, les époques les plus frappantes & les plus marquées, que ces hommes ſupérieurs ayent eu ſi peu d'influence pour la proſcription de ces méthodes polypharmaques, ſi contraires à leur maniere de penſer & de pratiquer. Les cauſes dont nous avons fait mention étoient deſtinées à accroître, en dépit de ces grands maîtres, le nombre des moyens curatifs; &

dès qu'il s'eſt trouvé des hommes foibles qui ont cru pouvoir acheter la ſanté, ou une longue vie, il a néceſſairement dû exiſter auſſi des enthouſiaſtes pour la leur promettre, & des fourbes pour la leur aſſurer. La Médecine elle-même s'eſt comme accablée ſous le poids des formules & des prétendus remedes qui y ont été introduits de toutes parts, ſurtout depuis le régne des Arabes, & celui des Compilateurs. Dans la multitude de ceux qui ont écrit ſur notre art, on compte à peine quelques bons génies qui ſe ſoient occupés à retrancher de cette ſuperfluité dangereuſe ; & ceux-là n'ont fait que peu de proſélites. La plûpart des Auteurs de matieres médicales ont cherché à enchérir ſur les autres par des additions ſans nombre, & principalement par des additions de remedes exotiques, multipliés aujourd'hui au point que la moitié des gens de l'art connoiſſent à peine de nom les ſimples & les compoſés, dont l'autre moitié fait la baſe de ſa pratique. Delà une ſorte d'anarchie & de ſchiſme, lorſqu'il n'exiſte plus entr'eux de langue commune.... Delà ces inſuccès ſi fréquents dans des cas analogues à ceux pour leſquels on a cru, ſur la foi d'un Journaliſte, que le ſpécifique annoncé avoit été employé avec les plus grands ſuccès.

Pour peu qu'on y réfléchiſſe, on ne pourra

méconnoître combien il y auroit d'avantage à ſubſtituer une médecine purement indigéne, à tous ces ſecours étrangers. Qu'on évalue la diſtance des lieux, la multitude de mains ignorantes ou avides par leſquelles doivent paſſer, avant de nous parvenir, les drogues exotiques, & l'on ne tardera pas à ſentir à combien de dangers nous expoſent les équivoques dans les nomenclatures, le même remede portant quelquefois différents noms; tandis qu'un même nom ſera commun à des remedes eſſentiellement différents, les falſifications, les ſubſtitutions, les altérations quelconques par vétuſté ou autres accidents, l'abus des compoſitions compliquées, que nous croyons être, en raiſon directe, du degré de complication. La Pharmacie indigéne, au contraire, ne ſeroit pas excuſable d'adminiſtrer des remedes dont elle n'auroit pas une parfaite connoiſſance. Le nom vulgaire d'une plante connue n'eſt pas ſuſceptible d'équivoque. L'artiſte qui doit l'employer veilleroit aux ſoins de la culture... Il la recueilleroit dans le tems propre... Il n'omettroit aucune des précautions néceſſaires. Ses concitoyens même ſeroient à portée de juger ſon impéritie, ſa négligence ou ſon infidélité; l'honneur & l'intérêt lui inſpireroient de concert l'exactitude & la vigilance.

Les Auteurs de ces Essais s'étoient livrés plus d'une fois à ces réflexions, & après avoir conçu séparément le projet d'une matiere médicale indigéne, pour la partie des plantes surtout, ils se l'étoient communiqué long-tems avant la publication du Programme de l'Académie. Des particuliers peuvent concevoir des vues utiles. Mais le défaut de secours, d'occasions, le désagrément de se voir confondus, sur le simple titre, dans la liste innombrable des compilateurs qui inondent aujourd'hui les sciences & les lettres, semblent faits pour mettre des entraves au zèle même le plus pur. C'est à une Compagnie savante qu'appartient le privilége de donner la sanction à des réformes importantes.... Et lorsqu'elle assigne un problême pour sujet de ses prix, c'est une preuve qu'elle n'a rien trouvé d'assez satisfaisant sur l'objet à discuter. Selon la nature de la question, elle exige des concurrents, ou de la traiter dans un meilleur ordre, ou de la circonscrire dans ses bornes précises, en la séparant d'accessoires inutiles. Tantôt ce sont des découvertes utiles dont elle souhaite la recherche ; tantôt de nouvelles expériences, pour constater la valeur de quelques observations anciennes & tombées dans l'oubli..... Ces dernieres vues ont sans doute déterminé l'Académie à généraliser ſa premiere demande, & à accorder un tems conſidérable effectivement, mais que néceſſitoit la nature d'un objet qui ne pouvoit être traité que d'après des expériences ſuivies avec les plus grands ſoins, & répétées avec le plus grand ſcrupule ?

Des connoiſſances ſur l'Economie animale, ſur l'Hiſtoire Naturelle & la Chimie Médicinale, n'étoient que des données inſuffiſantes pour l'exécution du projet propoſé. Le Médecin qui l'a entrepris, chargé par le Gouvernement du ſoin de la ſanté des défenſeurs de la patrie, trouvoit, dans ſon hôpital, de fréquentes occaſions d'obſerver & de comparer les effets relatifs des plantes exotiques & de celles qu'il leur devoit ſubſtituer.... Mais le choix de celles-ci, la préparation, la manipulation, les procédés chimiques, tout cela demandoit des mains habiles & exercées. Il étoit aſſuré de trouver ces reſſources dans un Pharmacien habile, honoré dans ſa patrie d'une ſociété de Savants, qui l'a prépoſé à ſes démonſtrations publiques de chimie & de botanique.... L'empreſſement avec lequel ce collaborateur s'eſt livré lui-même à des recherches eſſentielles, la peine qu'il a priſe de ſuivre pluſieurs expériences médicinales, & d'en conſigner les détails dans un Journal commun, ſont des titres plus que ſuffiſants, pour que le Médecin qui s'est chargé de la rédaction, rende, au désintéressement de l'amitié & de modestie, la justice dûe au compagnon de son travail ; & qu'en cas d'un succès dont il n'ose se flatter, il partageât la couronne avec celui qui a partagé la peine.

Substituer à des plantes exotiques usitées dans l'exercice journalier de la Médecine, des plantes qui croissent d'elles-mêmes dans nos climats, & qu'il soit aisé de se procurer à de bien moindres frais.... Des plantes dans lesquelles les analyses naturelle, pharmaceutique & chimique, démontrent les mêmes principes que dans celles qu'elles remplacent.... Donner en abrégé l'histoire des unes & des autres ; indiquer le choix & les précautions relatives à la récolte, à la préparation, à la manipulation pharmaceutique, à l'administration médicinale de ces remedes nouveaux ou renouvellés.... Marquer les précautions qu'exige leur usage.... Joindre les expériences & les observations des succès dont il a été suivi.... Tel est l'objet de ce mémoire ; tel en est le plan. Nous ne pouvions en adopter un meilleur que celui même qui nous étoit tracé par une illustre Académie, qui ne se distingue pas moins par son amour pour l'humanité, que par ses progrès dans les sciences & dans les arts qui la favorisent.

Quoiqu'il ſoit aſſez indifférent de commencer par une plante plutôt que par une autre le détail de nos ſubſtitutions, nous avons cru mettre un peu plus d'ordre, en rapportant d'abord celles qui concernent les traits qui avoient mérité, en premier lieu, une attention plus ſpéciale de la part de l'Académie. Après avoir donc indiqué les vomitifs & les aſtringents que nous ſubſtituons à l'Ipécacuanha, les purgatifs par leſquels nous avons remplacé le Séné & les fébrifuges qui nous ont réuſſi dans le cas où l'on donne ordinairement le Quinquina. Nous ferons l'hiſtoire de deux plantes indigénes, dont le ſuccès eſt conſtaté, dans une grande ville, par nombre d'expériences heureuſes, depuis qu'à l'inſçu de la plus grande partie des perſonnes de l'art, elles ont été vendues publiquement pour l'exotique, à laquelle nous la faiſons ſuccéder. Après ces racines, qui ſont ſudorifiques, nous traiterons de deux vermifuges nationaux, ſubſtitués de même de fait au *Semen contra*, ſans qu'on ait pû les ſoupçonner à une moindre énergie. Un remede qui paroît avoir du ſuccès dans la phtiſie commençante.... Un antivénérien.... Et des analeptiques feront la terminaiſon des nouveaux remedes que nous propoſons. Nous avons cru qu'il ne feroit pas inutile de rappeller ici quelques-uns de ceux qui ont été découverts ou renouvellés de nos jours, & qui méritent, par leurs bons effets, d'obtenir une place dans la Pharmacopée de Paris.... Enfin une notice abrégée de ceux que l'illuſtre & ſavant M. Storck a mis en uſage. Nous terminerons ces Eſſais par un petit tableau qui formera une ſorte de récapitulation, dans laquelle on verra, au premier coup d'œil, les objets principaux de notre travail, & qu'elles ſont les doſes qu'il eſt à propos de ſuivre pour vérifier nos expériences.

# DE L'IPECACUANHA, ET DES REMEDES INDIGÉNES, qui peuvent lui être substitués.

## PREMIERE PARTIE.

*Viola Ipecacuanha.* Linn. Mant. 484.

*Viola grandiflora, veronica folio villoso.* Barrere, Equin. 113.

CETTE plante, qui est un petit arbuste, a laissé pendant longtems, une espéce de problême en Botanique. D'abord M. le Chevalier de Linné en avoit fait un genre, sous le nom d'*Ouragoga*. Ensuite il l'a rangée parmis les Euphorbes, ou Tithymales de de son *Species*, parce que Gronovius en avoit fait un Tithymale. M. Crantz, Médecin Autrichien, en a formé un *Lonicera*, sur ce que sans doute, le Botaniste anglois Rai l'avoit nommé *Periclymenum*. Enfin on est redevable de la véritable connoissance de cet arbrisseau aux soins & aux recherches de M. Barrere, Correspondant de l'Académie Royale des

Sciences, ci-devant Médecin du Roi dans l'Isle de Cayenne. Ce savant, en herborisant dans les Isles de l'Amérique méridionale, a reconnu la véritable plante, dont la racine est l'Ipécacuanha. Elle appartient au genre des Violettes. Il a donc fallu que les Botanistes réformassent leur arrangement antérieur. C'est ce qu'a fait notre Pline du Nord, en plaçant ce végétal avec les Violettes, d'après les éclaircissemens donnés par M. Barrere, & que le Savant naturaliste Suédois a cru devoir adopter entiérement, comme on le voit dans son Supplément au Systême de la nature, & au régne végétal édité par M. Murray, Professeur en Médecine à Gottingue. La description de cette plante se trouve détaillée dans l'essai sur l'Histoire naturelle de la France équinoxiale, par M. Barrere, page 113. Vu le partage d'opinions des Botanistes au sujet de l'origine & de la famille de l'Ipécacuanha, nous croyons ne pouvoir mieux faire que de transcrire ici ce qu'en dit celui qui a résolu ce problême: » Sa » fleur qui est blanche est composée ordinairement » de trois feuilles, dont les deux supérieures, qu'on » peut appeller les aîles, sont fort étroites, elles ont » demi-pouce de long, sont terminées en maniere » de faulx, forment en s'unissant une espéce de » petite lévre échancrée, & sont presque entiére- » ment emboîtées dans le calice; la feuille inférieure, » qui est la plus apparente de toutes, a un pouce » deux lignes de large, sur sept lignes de haut. Elle » est attachée au fond du calice par une queue lon- » gue de cinq lignes, & tombe en devant en ma- » niere de rabas; mais qui étant détachée du reste » de la fleur, ressemble en quelque sorte à un battoir. » Le calice est garni de petits poils; il est divisé jus- » qu'à la base en cinq parties, longues de près de » cinq lignes, & pousse un pistille qui a quatre

» ligne de longs, couvert de cinq étamines jaunâtres, » chargées de petits sommets ; lorsque la fleur est » passée, ce même pistille devient un fruit ou espéce » de coque ovale, pointue, d'abord verte, blanchâ- » tre, ensuite longue de cinq lignes, qui en meûris- » sant s'ouvre par la pointe en trois parties, & laisse » voir plusieurs petites semences blanches, rondes, » semblables tout à fait à celle de l'*Alleluya* à fleurs » jaunes. Les feuilles ressemblent à celles de la Véro- » que officinale ». La racine est menue, tortueuse, dure, cassante, résineuse, d'un goût amer, âcre. On en distingue trois espéces, la grise, la brune & la blanche. Elles viennent du Brésil, du Pérou, du Canada, de la Virginie, & des bois humides de l'Amérique méridionale.

Pison est le premier qui l'ait décrite dans son histoire des Indes ; après lui Margrave. C'est en 1672, que l'Ipécacuanha a été connu en France pour la premiere fois. Ce fut par M. Legras, Médecin, qui, au retour de ses voyages, en apporta d'Amérique. Comme on n'en connoissoit pas encore à Paris suffisamment les propriétés, cette racine resta ignorée jusqu'en 1686, que Garnier, Marchand, qui en possédoit une quantité assez considérable, exalta extraordinairement ses vertus singulieres. A cet effet, M. Adrien Helvétius, Médecin de la Faculté de Reims, composa une dissertation, où il célébra les qualités supérieures de l'Ipécacuanha, contre les diarrhées & les dissenteries, ce qui le fit adopter heureusement par les Médecins de Paris, qui s'en servirent avec le succès le plus brillant, dans deux ou trois dissenteries épidémiques qui se succéderent. A cette époque, Louis XIV en fit acheter pour en fournir les Hôpitaux militaires de l'armée & du royaume.

Nous reconnoissons communément dans l'Ipécacuanha trois vertus déjà annoncées par Pison, le premier de ses Historiens & de ses panégyristes, il est émétique, purgatif & astringent ; émétique, à raison de ses parties résineuses ; purgatif, à raison des gommeuses alliées à un peu de résine ; astringent, à raison d'une base terreuse, & dans laquelle se trouvent encore embarrassées quelques particules gommeuses. Ces effets là sont très-constants, & l'Ipécacuanha bien choisi manque très-rarement de les produire ; aussi est-il en très-grande vénération dans la pratique de l'art. On le regarde en quelque maniere comme spécifique dans les dissenteries, à cause de la facilité avec laquelle il remplit les trois indications, qui se présentent successivement dans la même maladie, indications auxquelles la même portion individuelle de cette racine satisfait comme par enchantement en trois jours successifs, donnée à la maniere de Pison. Ses succès ne sont pas moins marqués dans tous les cas qui arguent relâchement des solides, raréfaction ou surabondance dans les liqueurs. Son effet stiptique paroît alors sans qu'on en observe les inconvénients ordinaires aux autres astringents. Aussi l'emploie-t-on dans les différentes pertes de sang, utérines, hémorroïdales... dans l'hémoptysie essentielle... les fleurs blanches.... dans les coliques de l'estomac & du bas-ventre. Des enthousiastes même ; (& il ne faut pas être étonné qu'un aussi excellent remede en ait produit, puisque les plus médiocres ont les leurs ;) des enthousiastes comme Barbeyrac & Gianella, Médecin Italien, lui ont attribué le pouvoir de guérir radicalement les fiévres intermittentes, de solliciter la transpiration & les sueurs, de provoquer les régles & les urines, de guérir la morsure des animaux vénimeux, de préserver de la contagion & de la peste.

Bornons - nous à reconnoître dans cette racine

précieuse les qualités éminentes qu'elle justifie tous les jours dans l'usage qu'on en fait ; & voyons s'il n'est pas possible, pour prévenir toutes les sophistications auxquelles expose l'éloignement des lieux où elle croît, s'il n'est pas possible de trouver parmis les plantes indigénes, qui naissent sous nos pas, de quoi la remplacer.

## § I.

## De la Violette.

*Viola odorata.* L. 1324.

Le mémoire de M. Barrere nous ayant appris que le genre de l'Ipécacuanha étoit celui des Violettes; nos premieres idées se tournerent du côté de nos Violettes indigénes. A n'en juger que par analogie, nous devions commencer par soumettre ces plantes à notre examen, & voir si elles avoient quelque vertu émétique ou cathartique. Nous reconnoissions déja une qualité laxative dans les fleurs qui naissent de cette plante au mois de Mars, & nous étions en droit, d'après l'observation journaliere, de les croire calmantes, à raison de leurs mucilages, & peut-être à ce titre, un peu astringentes. Avant d'y procéder, il étoit juste de rechercher si les Auteurs anciens ou modernes ne nous avoient point devancés sur cet objet. Nos perquisitions, se bornerent à apprendre, que M. le Chevalier de Linné avoit fait soutenir à Upsal, en 1766, par M. Strandman, une Thése sur les purgatifs indigénes. Dans le dénombrement qu'il en fait, nous trouvâmes des données qui présentoient la plus grande affinité avec ce que nous soupçonnions nous-même sur le genre des Violettes; mais jusqu'ici ce n'étoient que des conjectures ; il fallut aller aux informations : on nous répondit que depuis peu ce savant Professeur avoit fait prendre la racine de Violette vulgaire à l'instar de l'Ipécacuanha, que ce reremede innocent procuroit facilement des évacuations par haut & par bas ; on ne nous spécifia pas la dose, nous fumes donc obligé de faire le reste. Avec ces données, nous fimes cueillir, sécher & pulvériser de la racine de Violette. Nous commençames à l'administrer au poids de demi-gros dans une tasse de légere décoction de feuilles de la même plante, édulcorée avec une cuillerée de sirop violat. Cette dose opéra un vomissement & trois petites selles. Ne jugeant pas ces évacuations suffisantes, nous primes la résolution d'augmenter dorénavant cette poudre jusqu'à deux scrupules, jusqu'à un gros même. Celle-ci a opérée trois à quatre vomissements, avec cinq à six selles copieuses. Comme certaines personnes témoignerent quelque répugnance pour des poudres en aussi grand volume, nous changeames cette premiere méthode, & la seconde leur a beaucoup agréé. Deux gros de cette racine séche, découpée menue, ont été cuits légérement & longtems dans six onces d'eau commune, réduites à quatre, & édulcorée comme ci-dessus. La dose de la poudre de racines de Violette peut se porter jusqu'à quatre scrupules, & pour la décoction jusqu'à trois gros. C'est un évacuant doux, dont il ne résultera jamais de pernicieux effets.

Deux dissentériques, de vingt à trente ans, ont pris dans les circonstances, où l'on auroit placé l'Ipécacuanha, notre potion de Violette, selon la seconde formule, & elle a rempli le même jour les deux indications, auxquelles l'Ipécacuanha ne satisfait ordinairement qu'en deux fois. Ils ont vomi, l'un, deux ; l'autre, trois fois, & ont été purgés cinq fois. C'étoit le troisieme jour de la maladie. Ils ont été purgés de nouveau le cinquieme, avec la même potion, qui n'a pas produit de vomissement. Leur boisson a été une forte décoction de fleurs de Violette, édulcorée avec le sirop de la même plante. Les évacuations ont diminuées insensiblement d'intensité & de fréquence, ainsi que les autres accidents de la maladie; & elles se sont jugées tout aussi bien qu'avec l'usage de l'Ipécacuanha. La Violette est une plante très-connue, & dont la description seroit superflue. La racine de la Violette inodorante sauvage, peut aller de pair avec la précédente.

## § II.

*Viola canina.* L. 1324.

*Viola Martia inodora sylvestris.* T. 419.

NOUS n'avons employé celle-ci qu'une seule fois, selon la seconde de nos formules. Son usage a été suivi d'un vomissement & de sept évacuations par le bas.

## § III.

## DU CABARET.

*Asarum europœum.* L. 633.

*Asarum.* T. 501.

*Nardus sylvestris rustica.* Trill. Ph. 48, 95.

D'APRÈS la coutume familiere aux paysans de la Lorraine, de se servir des feuilles & de la racine de cette plante qui est assez commune, pour se purger

& se faire vomir, nous n'avons pas craint d'en tenter l'usage sur des personnes fortes & robustes. Avant de l'employer, nous avons mis en pratique le sage précepte de Fréderic Hoffman, qui conseille de laisser cette plante à l'air libre, pendant un certain temps, avant de s'en servir; il regarde ce moyen comme un des plus propres à la débarrasser de sa virulence. Nous avons laissé, pendant plus de huit mois, dans un grenier vaste & bien aëré, les feuilles & les racines de Cabaret, que nous destinions à nos expériences. Nous avons administré ce reméde de trois manieres différentes, ou plutôt après le résultat comparé de nos diverses expériences, nous croyons être en droit de le proposer sous trois formes, qui nous ont paru devoir être adoptées de préférence.

La racine en poudre, depuis 24 grains jusqu'à quarante, délayée dans une tassée de thé, ou dans un bouillon de veau, a coutume de faire vomir trois à quatre fois, sans violence. Cette dose est moindre de près de vingt grains de celle que prennent les paysans de qui nous en avons emprunté l'usage. Nous disons de vingt grains, parce que nous estimons que le défaut de préparation convenable, ajoute bien, sur une prise, un dégré d'action, qui peut être évalué à cette augmentation-là de poids. Il est rare, qu'administrée sans cette précaution, elle n'excite des mouvements violents & spasmodiques chez les personnes même les plus fortes. Nous nous sommes repentis d'avoir donné à un porte-faix de la ville, la dose qu'un empirique rural nous avoit livré lui-même, & qu'il nous dit être celle qu'il conseilloit ordinairement; elle pesoit 48 grains. Le sujet à qui nous la fimes prendre, dans un cours de ventre simple, & qui n'avoit été accompagné jusques-là d'aucunes coliques, en ressentit de très-vives après quatre vomisſements, accompagnés de beaucoup d'efforts. Il eût cinq ſelles dans l'eſpace de trois heures; les dernieres même ſe trouverent un peu teintes de ſang. Nous fimes injecter un lavement de lait ſucré, qui diſſipa ces ſymptômes, & ils n'eurent pas d'autres ſuites.

Nous avons fait macérer la racine de Cabaret dans le vinaigre, pendant vingt-quatre heures, croyant en adoucir la virulence; mais nous en avions détruit l'éméticité. Elle a un alkali d'un genre particulier, qu'on neutraliſe bientôt avec le moindre acide. Depuis, nous avons préféré le ſimple correctif, indiqué par Hoffman. Il ſuffit pour ôter à cette réſine ſes parties les plus ſubtiles. Rien ne l'adoucit mieux que ſon exſiccation à l'air libre.

Voici notre ſeconde maniere de la donner, en ſubſtance découpée très-menue, depuis un gros juſqu'à deux, infuſée pendant quatre heures dans un gobelet de vin blanc, dont on prend la colature en une doſe, le matin à jeun. Celle-ci n'agit pas avec moins d'efficacité. Dix payſans, preſque tous dans cet état de relâchement cachectique, qui ſuit les fievres intermittentes automnales, nous ont fourni l'exemple de ſes bons effets. Il nous a paru néanmoins, que ceux, dont le tempérament eſt plus foible, ſoit à raiſon d'une conſtitution primitive plus délicate, ſoit par l'épuiſement qui ſuit les maladies longues, s'accommodoient mieux de la ſubſtance même en poudre. Nous n'avons pas eu de peine à en ſaiſir la raiſon: c'eſt que la partie réſineuſe, moins développée, agit dans ce dernier cas, avec une moindre énergie.

La troiſieme forme ſous laquelle nous avons employé le Cabaret, eſt la ſuivante. ℞. Depuis quatre juſqu'à douze feuilles de cette plante, infuſées avec un petit baton de canelle concaſſée, dans un gobelet d'eau commune, sur les cendres chaudes, pendant une nuit ; on coule le tout. Le malade prendra la colature en une dose, le matin à jeun. Nous avons presque toujours édulcoré ces différentes potions avec le miel ou le sirop de Violettes. Cette derniere rapproche davantage le Cabaret de l'Ipécacuanha ; car après avoir bien évacué, on observe que son usage modéré en très-légere infusion aqueuse, a la propriété de diminuer la fréquence des selles & le ténesme. Nous avons six faits consignés dans notre journal, & qui ne sont on ne peut pas plus favorables à cette présomption. Nous ne la donnons effectivement que comme telle, parce que dans les sujets qui ont servis à nos expériences, l'âcreté des humeurs corrigée par les secours concomitants & le ressort naturel que reprennent les parties affectées, lorsque l'épuisement & la foiblesse n'y mettent pas d'obstacles, étoient sans doute des motifs de guérison, plus évidents peut-être encore, que l'action astringente du Cabaret.

Nous nous sommes contentés jusqu'ici, de faire part de ce que nous avons vu. Nous sommes nous-mêmes trop éloignés de toute espece d'entousiasme en fait de remede, pour chercher à en communiquer à personne.... Bien moins encore à une société savante, auprès de laquelle nos conclusions ne feroient pas fortune, si nous étions assez peu instruits, pour nous croire en droit d'établir, d'après quelques faits particuliers, des assertions trop générales sur l'action absolue d'un remede quelconque. *Post hoc, ergo propter hoc*, nous a toujours paru en physique l'un des arguments les moins concluants. Nous le croyons en médecine, & principalement en *matiere médicale*, l'un des moins raisonnables & des plus dangereux. C'est notre profession de foi que nous aurions dû consigner au commencement même de ce mémoire, &

que nous prions nos Juges de vouloir bien nous supposer toujours, si des expressions un peu trop prononcées sembloient démentir nos sentiments à cet égard.

Par ces diverses manieres d'administrer le Cabaret, nous avons obtenu des évacuations faciles & abondantes. Nous répétons que son action vomitive, purgative & astringente, n'est pas moins énergique que celle de l'Ipécacuanha, & que nous ne voyons pas pourquoi on ne la substitueroit pas avec sécurité à cette plante exotique. Nous sommes d'autant plus portés à exhorter les Naturalistes, les Médecins & les Pharmaciens, à s'occuper de cette substitution, que souvent l'Ipécacuanha est défectueux, qu'il a de pernicieux effets dans les campagnes, où la plûpart des Chirurgiens qui y font la médecine & la pharmacie, ne sont ni assez instruits pour en juger la bonté, ni assez riches, pour ne pas préférer celui qu'on leur vend à meilleur compte. D'ailleurs on présume bien d'après ce que nous en avons dit, qu'il est plus aisé encore de modérer, d'étendre ou de restreindre à son gré l'action du Cabaret avec celle de l'Ipécacuanha.

Les feuilles & les racines d'Asaret sont non-seulement purgatives & émétiques: on leur attribue encore les propriétés désopilatives, apéritives, résolutives, diurétiques, détersives, emménagogues, utérines, stimulantes, atténuantes, fébrifuges, diaphorétiques, céphaliques, spléniques, hépatiques, & sternutatoires. On les a conseillées contre la goutte, les catarres, le coriza, l'épilepsie, la paralysie, les affections soporeuses, la surdité, &c.... Voilà des vertus bien admirables & sans doute peu certaines; nous croyons cependant que ce ne seroit pas sans succès qu'on en tenteroit l'usage, comme altérant dans les maladies, qui supposent un certain dégré d'épaississement dans la lymphe,

& d'obstruction dans les glandes. Dans plusieurs de ces cas même, nous en adopterions volontiers l'application extérieure.

Cette petite plante croît dans les forêts ombrageuses de toute l'Europe. Elle y est très-commune, & surtout en France & en Allemagne; nous croyons superflu de charger notre mémoire de sa description.

## § IV.

## DE L'HERBE A PARIS.

*Paris quadrifolia*. L. 527. *Herba Paris*. T. 233.

*Aconitum salutiferum*. Tab. Hist. 720.

C'EST une racine charnue, qui étoit inconnue dans les matieres médicales, lorsque M. le Chevalier de Linné l'indiqua comme un substitut à l'Ipécacuanha, prise à double dose de la racine du Brésil. Nous ne l'avons administrée qu'à trois malades attaqués de flux & de coliques; elle a opéré à notre satisfaction. Nous la considérons comme un émétique très-doux, puisqu'il n'excite des vomissements ordinaires qu'à la dose de 35 à 50 grains. Nous croyons que son action aiguisée de celle du tartre stibié auroit plus d'effet, & qu'il seroit même utile dans quelques occasions, d'y en ajouter un peu. Nous avons donné un grain d'émétique à un Hermite, un quart d'heure après, une dose de 40 grains de racine d'herbe à Paris; & cet homme robuste, dans la vigueur de l'âge, vomit quatre fois assez copieusement; c'étoit le lendemain d'une indigestion. Trois fois, à ce qu'il nous dit, on avoit essayé envain de le faire vomir avec l'émétique; une double dose même n'avoit autrefois produit son effet que par le bas.

M. Vogel a admis ce remede dans sa matiere médicale, & M. le Baron de Haller, dans sa Pharmacopée Suisse.

Les Pharmacologistes prêtent aux feuilles & aux baies d'herbe à Paris, quantité de vertus surprenantes, mais si contradictoires & si merveilleuses, que nous n'avons été tentés d'en vérifier aucune. Elle seroit une véritable panacée, en additionnant les propriétés particulieres que chacun de ces Auteurs a célébré en elle. L'un en fait le spécifique de la folie, l'autre de l'épilepsie, celui-ci de la peste..... L'un lui prête la qualité désobstructive, l'autre la vante comme narcotique.... Lobel veut que ses baies soient l'antidote de l'arsenic. Il paroît constant néanmoins qu'elles sont un poison pour les oiseaux du genre des gallinacés. C'est un fait assez important que nous voudrions avoir vérifié, ce que la saison actuelle ne permet pas. D'ailleurs nous sommes excusables de cette omission. Les devoirs de nos états respectifs, dont presque tous les moments sont exigés par les droits de l'humanité souffrante, nous ont laissé pour ces sortes d'épreuves bien moins de tems que nous ne l'aurions desiré.

## § V.

### Des Ésules et Tithymales.

1. L'Ésule.

*Euphorbia esula.* L. 660.
*Esula minor.* Dalech. Hist. 1653.
*Tithymalus lithospermi majoris folio.* T. 86.

2. Le Reveille matin.

*Euphorbia helioscopia.* L. 658.

*Esula*. Brunf. Herb. 1. 194.
*Tithymalus helioscopius*. T. 87.

3. Le Tithymale des vignes.

*Euphorbia peplus*. L. 653.
*Esula rotunda*. Gesn. Coll.
*Peplus*. Fuchs. Hist. 603.
*Tithymalus foliis rotundis non crenatis*. T. 87.

4. Le petit Tithymale.

*Euphorbia exigua*. L. 654.
*Esula exigua*. Trag. 296.
*Tithymalus sive Esula exigua*. T. 86.

5. Le Tithymale doux.

*Euphorbia dulcis*. L. 656.
*Esula dulcis*. Lob. icon. 358.
*Tithymalus montanus non acris*. T. 86.

6. Le Tithymale des champs.

*Euphorbia cyparissias*. L. 661.
*Esula officinarum*. Cœsalp. 374.
*Tithymalus cyparissias*. T. 86.

7. Le Tithymale des marais.

*Euphorbia palustris*. L. 662.
*Esula palustris*. Riv. T. 116.
*Tithymalus palustris fructicosus*. T. 87.

8. Le Tithymale rougeâtre.

*Euphorbia characias*. L. 662.
*Tithymalus characias rubens peregrinus*. T. 85.

NOUS ne devions pas omettre de citer ici ces huit espéces individuelles de plantes qui portent les mêmes noms, qui donnent dans l'analyse chimique les mêmes principes, & que nous n'avons pas cru nécessaire de soumettre à des essais séparés. D'ailleurs il y a longtems que les divers Auteurs de matieres médicales les ont rangés dans la même classe, les uns sous le titre de poisons, les autres sous celui de remedes très-actifs au moins, & dont l'administration demande toute la prudence d'un Médecin expérimenté & savant. Les Praticiens n'ont pas eu sur l'identité de principes & de propriétés des Esules, d'autres sentimens que les Auteurs; mais comme eux, ils ont pensé & agi d'une maniere bien opposée. Plusieurs se récrient contre l'usage de ces remedes admis & conseillés avec succès par d'autres, tandis que les habitans de la campagne s'en servent de tems immémorial, & sont en possession, par les bons & les mauvais effets qui en résultent, de fournir des raisons tirées de l'observation, & aux partisans de ces remedes & à leurs détracteurs. Tâchons de dire en peu de mots quel est le milieu qu'adoptent également l'expérience, la prudence & la raison.

Les anciens n'avoient ni la connoissance du Tartre stibié, ni les ressources de l'Ipécacuanha. Ils se servoient fréquemment de l'écorce des racines d'Esule, pour provoquer d'abondantes évacuations par le haut & par le bas. Cette méthode naquit dans un climat plus chaud, & où les qualités âcres des plantes [illegible] beaucoup plus marquées. Aussi il faut convenir encore que les Médecins avoient affaire à des tempéraments plus robustes. L'accessoire des différents levains, qui sont venus, par la succession des temps, corrompre notre sang & nos humeurs, étoit pour eux une soustraction à la somme des obstacles que la médecine moderne trouve en foule, & qui s'accroît de jours en jours. Mais enfin, sur bien d'autres articles, nous n'avons admis qu'avec des réformes les doses de remedes usités des anciens. Ils n'ont vanté l'efficacité de celui-ci qu'après des épreuves heureuses, & la célébrité qu'il a soutenu jusqu'à présent parmi le peuple, qui en use familiairement, dépose évidemment en sa faveur. Cet usage trop familier & trop général est un abus qui immole, peut-être, de tems en tems quelque victimes. Mais à coup sûr les succès l'emportent, & relâchent des gens qui avalent les grains de Tithymale sans préparation quelconque, ni de la part du remede, ni de la part du sujet. Quelle efficacité donc n'est-on pas en droit d'en attendre, lorsqu'il sera corrigé par les mains d'un habile Artiste, & prescrit par un Médecin prudent dans les circonstances où son énergie est plus à desirer qu'à craindre.

L'Esule produit des superpurgations, des symptômes étrangers à la maladie, augmente ceux qui lui sont propres, dans les cas où la vivacité de l'âge, la chaleur de la saison, l'ardeur de la fiévre, le caractere de malignité & d'irritation, en un mot, la disposition à l'existence phlogistique, font redouter tout ce qui est propre à les augmenter, dans les circonstances précisément contraires; n'est-il pas évident que son effet ne peut être qu'avantageux? Ne se peut-il pas même qu'on la donne le plus à contre-temps possible, & qu'il reste au malade dans son tempérament assez de ressource contre la maladie & contre le reméde tout à la fois? Ne nous étonnons donc pas que l'usage de ces plantes soit blâmé par les uns, vantés par les autres : *laudatur ab his, culpatur ab illis*, & que tous en appellent à l'expérience; mais à des expériences dont les résultats ne sont pas susceptibles de comparaison; puisque les données de part & d'autres n'étoient pas égales. La fameuse poudre d'Ailhaud, à qui d'habiles Chimistes attribuent la racine de de Tithymale pour base, mérite comme ces plantes, & quelques uns des éloges qu'on lui a prodigué, & plus souvent encore l'animadversion que les gens instruits voueront toujours à ces préparations secretes annoncées pour un prophilactique universel. La poudre d'Ailhaud a pour base une résine végétale. Est-ce celle du Tithymale? C'est un problême que de plus habiles Chimistes ne résoudroient pas sur les simples découvertes de l'analyse, parce qu'il est impossible d'après elle seulement, de déterminer si telle résine dénaturée par d'autres additions, appartient à telle ou à telle autre plante.

Quoiqu'il en soit, si les matériaux que nous offrons étoient dignes d'entrer un jour dans le plan d'un formulaire de médicaments indigénes, redigé par une main habile & patriotique, à l'usage des pauvres de la campagne, nous croyons que les Esules mériteroient d'y avoir place; en indiquant bien précisément les cas où il faut s'en abstenir, ceux où elles trouvent leur application, & les précautions avec lesquelles ces plantes doivent être préparées, avant leur administration, pour parvenir à leur ôter ce principe de virulence, qui semble les rapprocher des poisons.

Ce sont les feuilles, les sommités, les semences, la racine & l'écorce de la tige de ces plantes, qui sont émétiques & purgatives.

Nous avons commencé nos expériences par l'écorce de la tige & la racine, ramassées au mois de Septembre, nous en avons fait macérer quatre onces dans le vinaigre, quatre autres dans le suc de citron pendant vingt-quatre heures chaque. Nous avons fait sécher ces substances & réduire en poudre très-fine, que nous avons placé, depuis quinze jusqu'à trente grains, sur sept personnes, dont trois étoient des paysans leucophlegmatiques, d'âge moyen & robustes; deux femmes de la ville, jaunes & obstruées avec un commencement d'œdeme, & deux épileptiques chez qui les accès étoient symptomatiques, à l'état de l'estomac ; les trois premiers ont vomi de trois à quatre fois, & évacué par le bas de cinq à huit, l'une des deux femmes, âgée de trente ans, & d'un tempérament phlegmatique, a eu trois évacuations par haut & autant par le bas. La seconde, plus forte, n'a vomi qu'une fois & a eu deux selles, l'un des épileptiques n'a vomi qu'à quarante grains, mais sans de violents efforts & a été bien purgé, le second a fait des évacuations très-abondantes des deux côtés, mais sans superpurgation & sans aucune sorte d'accident consécutif. Les accès même qui se renouvelloient communément tous les mois, n'ont reparu qu'après une espace de trois autres... Et cet homme âgé de vingt-huit ans est revenu demander son reméde, comme celui dont il avoit éprouvé le plus de soulagement. Nous le réitérames: mais l'intervalle ne fut que de huit jours ; & nous étions déjà bien persuadés d'avance, que l'éloignement du premier accès étoit moins conséquent à l'usage de notre poudre, à d'autre titre qu'à celui de vomitif & de purgatif, qu'il ne l'avoit été à l'observation d'un meilleur régime : le dernier accès survint après une débauche. Cependant notre spécifique fut décrié, & il perdit sans motif, la grande confiance exclusive, qu'il avoit acquise gratuitement aussi. Nous avons toujours ajouté à cette poudre prise dans un bouillon clair, quinze à vingt grains de crême de tartre, trois grains de canelle & autant de gérofle.

Les feuilles, les racines & l'écorce de la tige de ces Tithymales, pris indifféremment les uns pour les autres, légérement torréfiées, mis en poudre subtile, agissent avec moins d'efficacité. Nous en avons fait quatre expériences, dont trois sur des enfants de quinze ans, qui avoient la galle. Nous n'avons obtenu le vomiſſement qu'avec une doſe de trente grains; il a été ſuivi d'aſſez bonnes évacuations par le bas. Un homme de ſoixante ans arthritique, en a pris quarante-cinq grains, qui ont bien opérés ſans fatigue & ſans excès. Nous avons donné cette poudre dans une taſſe de thé, à laquelle nous ajoutions le ſuc de la moitié d'un citron.

Il nous reſtoit encore à voir quelle pouvoit être l'action de ces plantes ſéchées à l'air libre pendant l'eſpace de dix mois. Vingt grains en poudre, mêlés à un gros de ſucre, ſont la doſe à laquelle elles purgent très-bien, comme émétiques & comme cathartiques. Huit payſans robuſtes nous en ont fourni l'obſervation dans des fiévres tierces. Nous avons remarqué que deux d'entr'eux, à qui nous avons réitéré cette potion après un jour d'intervalle, n'ont eû que de légeres envies de vomir, & n'ont été effectivement purgés que par le bas. Ce ſont eux, dont nous avons traité la moitié avec l'écorce de Frêne, & les autres avec celle de Saule, ces gens nous ont aſſuré qu'ils s'en étoient toujours bien trouvés dans d'autres occaſions & que c'étoit la coutume chez eux, de prendre de douze à vingt-quatre graines de grande épurge, ſans aucune préparation; mais ils ajoutoient que notre reméde purgeoit plus doucement, & que ce n'étoit pas à la maniere des Meſſieurs, que les payſans devoient être traités.

Il eſt donc bien démontré que ces remedes produiſent, & font avec plus d'énergie, les mêmes effets émétiques & purgatifs que l'Ipécacuanha; mais nous ne pouvons diſſimuler que le genre des Tithymales contient des qualités déléteres. Il faut des palliatifs, il faut des correctifs propres à énerver une partie de leur virulence..... Ce qui leur eſt commun au reste avec la scille, le jalap, &c. & bien d'autres excellents remedes. Ces moyens devenus familiers aux gens de la campagne, devroient être réservés à des Médecins expérimentés. Mais les difficultés de donner un Médecin à chaque campagne, ne pouvant gueres s'applanir; ne seroit-il pas digne de l'attention du Gouvernement & surtout d'un Gouvernement qui cherche à ne se signaler que par des bienfaits, de mettre à la portée de ces gens simples & grossiers les principaux articles d'instructions, relatifs aux inconvénients de ces remedes dans les circonstances inflammatoires, à l'avantage de les corriger par les acides & les autre moyens que nous avons indiqués. Le programme de l'Académie auroit été le premier mobile de cette révolution, que les esprits sages ne regarderoient pas comme peu importante. C'est à des Savants que notre Mémoire s'adresse.... Mais si leur suffrage honoroit notre travail, le meilleur usage que nous pourrions en faire, seroit de le refondre & de lui donner sous la forme d'avis familiers aux Peuples; l'avantage le plus flateur dont il puisse jouir, celui d'être utile à la classe de citoyens la plus malheureuse & la plus essentielle.

Nombre d'Auteurs se sont occupés des vertus des Tithymales, & leur en ont reconnu ou attribué bien d'autres, indépendamment de celles dont nous avons fait mention. Ils les ont considérés comme apéritifs, diurétiques, antiscorbutiques, fébrifuges, anthelmintiques.... Ils les ont employés contre la léthargie & la phrénésie.... En ont adapté l'usage aux cachectiques.... A l'extérieur, ces plantes sont vésicatoires, escarrotiques & dépilatoires; le lait âcre qui en découle est très-propre à détruire les porreaux, les verrues, les cors, les durillons, &c. Ces effets extérieurs déposent contre la causticité de ces végétaux,

& démontrent la néceſſité de n'omettre aucune des précautions que nous avons indiquées, lorſqu'on voudra s'en ſervir & le faire avec autant de ſécurité que d'avantage.

Nous ne diſons rien ici de la Gratiole, nous réſervant d'établir les raiſons, qui nous engagent à la proſcrire comme émétique, lorſque nous en traiterons comme purgative.

# DU
# SÉNÉ DU LEVANT,

## *ET DE SES SUBSTITUTS,*

## Avec les Substituts indigénes de quelques autres purgatifs exotiques.

## *SECONDE PARTIE.*

### DU SÉNÉ DU LEVANT.

*Cassia senna.* L. 539.

*Senna Alexandrina, sive foliis acutis.* C. B. 397.

Le Séné est une plante, ou plutôt un arbrisseau d'environ un pied & demi, qui croît en Egypte, en Arabie, en Syrie, en Perse & en Italie. Ses feuilles sont par trois, quatre, cinq à six paires, ovales, étroites, terminées en pointes. On les employe, ainsi que les siliques connues en médecine, sous le nom de follicules. Ces dernieres purgent plus doucement que les feuilles. Les fleurs sont jaunes & parsemées de veines purpurines, à cinq pétales, avec dix étamines, un pistil & un calice à cinq feuilles.

Le Séné qui croît en Italie, n'est qu'une variété inférieure, dit-on, en vertu, à celui qui nous vient d'Orient.

M. Geoffroi dit, que Sérapion est le premier Auteur qui ait fait mention du Séné. Mésué l'a suivi, & Actuarius est le premier des Grecs modernes, qui en ait décrit les vertus. Il est certain qu'Hippocrate ne le connoissoit pas, que Galien n'en parle en aucun endroit, & que c'est aux Arabes qu'on a dû ce remede, l'un des plus connu & des plus fréquemment employé aujourd'hui dans l'exercice de la médecine.

Le Séné est un de nos purgatifs le plus sûr. Il ne faut néanmoins s'en servir qu'avec réserve pour les personnes d'un tempérament échauffé & dont les entrailles sont susceptibles d'irritation. C'est un principe gommeux, qui domine dans cette plante; on en retire environ deux gros sur une once, la partie résineuse est moindre de moitié. Mais indépendamment de ces deux principes, l'analyse chimique manifeste encore dans le Séné une huile particuliere, à laquelle Cartheuser a crû devoir attribuer en grande partie, la vertu purgative de cette plante. Cette huile a quelque chose de volatil, qui s'évapore facilement par l'ébullition, & dont l'absence prive souvent les médecines, dont le Séné est la base, de l'action purgative qu'on attendoit. C'est elle qui leur communique ce goût nauséabond, qu'on remarque dans les infusions bien faites. La partie gommeuse est plus propre à exciter les urines que les selles, de sorte qu'il est à craindre que la resine de cette plante, privée par l'ébullition, du correctif oléagineux dont nous avons parlé, ne s'attache fortement aux tuniques des intestins, & n'y produise ces tranchées, ces coliques violentes, suivies d'efforts inutiles, ou de ces excrétions que les Médecins appellent d'irritations & qui sont si rarement à l'avantage du malade. Les côtes doivent encore être retranchées assiduement, elles causent les mêmes accidents, mais comme elles font assez ordinairement moitié du poids du Séné, qui passe dans le commerce, il est très-rare que ceux qui l'employent, le mondent avec l'exactitude qui seroit à desirer. Nous rougissons même pour les hommes qui se trouvent assez dénaturés pour pousser le zèle de leur intérêt, les uns jusqu'à revendre à des Droguistes avides, ces parties nuisibles qu'ils ont séparés du Séné ; & d'autres, jusqu'à ne point mettre en compensation le désavantage de ceux à qui ils l'administreront, avec l'avantage qu'ils retirent eux-mêmes d'une addition aussi dangereuse. C'est à dessein de prévenir ou de diminuer une partie de ces inconvénients presque inévitables, que nous avons coutume d'ajouter aux formules dans lesquelles entre le Séné, quelques substances qui puissent servir de correctif. Telles sont les feuilles de scrophulaire, les semences carminatives, les sels alkalis fixes & neutres, &c.

Le Séné submergé contracte un goût muriatique, celui qui est éventé ou moisi, perd presque toute sa propriété purgative, ainsi que celui qui est vieux, ou brisé & comme réduit en poussiere. C'est un très-grand abus de couler avec une trop forte expression les médecines dans lesquelles il entre ; la partie résineuse qui s'exprime & qui passe dans la colature, produit presque toujours des accidents, qu'on est plus disposé à imputer au Médecin, qu'à la mauvaise qualité, ou à la préparation vicieuse du remede qu'il avoit sagement prescrit. Nous osons nous flatter qu'on ne rencontrera pas ces désagréments ni ces risques dans l'usage des végétaux indigénes que nous substituons au Séné.

## § I.

## DU SÉNÉ D'ITALIE.

### *Senna Italica.*

LE *Séné* de la Palte & celui de Tripoli sont ceux qui présentent tous les inconvénients des remedes exotiques ; celui qui nous vient d'Italie & même de Provence, & qui est le produit d'un arbrisseau semblable au premier, paroît être son substitut le plus prochain. Les feuilles de celui-ci ont de plus grandes dimensions ; elles sont plus arrondies & les veines en sont plus marquées. Elles ont, disent les Auteurs, une moindre efficacité, c'est ce que nous avons observé aussi ; mais il est très-facile en ajoutant un quart à une dose sèmblable à celle du Séné oriental, de leur faire produire le même effet, avec de moindres coliques, de moindres douleurs ; & nous avons remarqué que la somme des excrétions, toutes autres conditions égales, avoit été même plus considérable par leur effet, que par celui du Séné ordinaire. La partie gommeuse du Séné d'Italie & de Provence est à peu près de trois gros par once ; la partie résineuse, de plus de deux scrupules. La couleur foncée, la vapeur nauséabonde qui s'exhale de l'infusion aqueuse, ne laissent pas douter de l'existence d'une huile analogue à celle du Séné d'Alexandrie ; d'ailleurs nous nous en sommes convaincus à la vue de quelques gouttes de cette substance, que nous avons apperçu surnager à l'extrait liquide laissé dans la cucurbite.

Nous avons employé en infusion ce Séné indigéne, depuis deux gros jusqu'à une once & même une once & demie, sur trois enfants hydropiques, à la suite de galles répercutées ; dans divers cas, sur vingt sujets de moyen âge, chez la plûpart desquels il y avoit une disposition phlogistique dans les premieres voies, & sur deux femmes, à la suite de couches fâcheuses & de la fievre miliaire ; l'une des deux sujette à des accidens nerveux, qui n'ont acquis aucune intensité pendant l'opération trois fois réitérée d'une purgation, dont ces feuilles faisoient la base. Dans tous ces cas elles ont produit des selles copieuses, sans fatiguer les malades ; & nous n'hésitons en aucune maniere à croire leur usage au moins aussi énergique ; mais à coup sûr, moins susceptible des petits accidents, dont les follicules même du Séné oriental ne sont point exemptes dans les tempéraments secs, nerveux & irritables. La facilité d'ailleurs de se procurer ce Séné indigéne, croîtroit en proportion du crédit qu'il pourroit acquérir. On l'auroit plus frais, plus entier, & certainement aussi à un prix bien moindre.

A ces raisons de préférence, nous pourrions encore en ajouter une autre, tirée de l'autorité. C'est celle de Fallope qui en parloit d'après sa propre expérience, & qui n'a pas hésité de prononcer que le Séné d'Italie & celui de Provence, & entr'autres, des environs de Narbonne, est supérieur en vertu à ceux d'Alexandrie & de la Mecque, outre que le premier est toujours plus frais & plus à notre portée. Cet Auteur avoit encore observé que l'usage en convenoit beaucoup mieux à nos tempéraments. *Lib. de simpl. purg. cap.* 59.

## § II.

### DU BAGUENAUDIER ou FAUX SÉNÉ.

*Colutea arborescens.* L. 1045.

*Colutea*, Dod. Pempt. 784.

*Sena.* Cord. Hist.

LE Baguenaudier, surnommé par le grand Boerhaave, Séné d'Europe, est un arbrisseau d'une hauteur médiocre, dont les fleurs sont jaunes & légumineuses, & auxquelles il succéde une gousse semblable aux siliques du Séné, qu'on nomme follicules. Ses feuilles sont ovales & opposées sur une même tige. Elles peuvent remplacer le Séné exotique, suivant le rapport de ce célebre Médecin, de Gesner, de Bartholin, de Garidel, de Tablet & de M. le Chevalier de Linné.

Le suffrage de ces sçavants Médecins étoit fait pour autoriser nos essais, & sur leur parole, nous n'avons pas hésité d'administrer ce purgatif à quelques pauvres de la campagne, dont plusieurs étoient attaqués de fievres intermittentes & d'un commencement de cachexie, qui exigeoit une certaine modération dans l'usage des évacuants qui leur étoient nécessaires. Voici la formule dont nous nous sommes servis :

℞. Feuilles de Baguenaudier ou Colutier, depuis une once & demie jusqu'à trois, selon la force du sujet.... Un bâton de réglisse effilée & concassée, une pincée de feuilles de scrophulaire, (la grande scrophulaire aquatique de Bauhin, passe pour un excellent correctif du véritable Séné. Mem. de l'Acad. R. des Sc. 1701, ) autant de semence d'anis & de coriandre, faites les infuser pendant la nuit sur des cendres chaudes, dans une caffetiere de terre, avec une pinte d'eau de fontaine; le lendemain, faites subir une très-légere ébullition; passez ensuite le tout pour une tisane royale & purgative, dont on prendra trois gobelets chaque matin, pendant deux jours de suite, laissant entre chaque dose trois heures d'intervalle, observant d'avaler un bouillon de veau entre chacune des verrées.

Il ne faut pas faire une ébullition considérable, sans cela ces feuilles perdroient leur vertu purgative. L'infusion est préférable, l'expression trop forte mêle trop de parties grossieres & résineuses, propres à donner de violentes coliques; c'est ce qui arrive au véritable Séné. Cette purgation a été suivie assez constamment de sept à huit évacuations assez copieuses, & qui n'ont pas fatigué les malades.

Nous avons observé dans la partie gommeuse, qui est beaucoup plus abondante que la résine, une sorte de mucilage, qui communique aux infusions de cette plante quelque chose de légerement acerbe; & c'est à ce principe que nous avons crû devoir attribuer l'effet tonique secondaire, que nous avons observé après l'usage de ce purgatif; effet sensible qui se manifeste par une plus grande fermeté dans les muscles, plus de force, & par la disparition de ces petites évacuations fréquentes, qui ne servent qu'à affoiblir le malade, & qu'on peut considérer comme des avant-coureurs, ou même comme un commencement de colliquation (*a*). Nous avons quelquefois réduit cette

(*a*) Deux paysans qui avoient été robustes; mais que l'action combinée d'une fievre quarte opiniâtre & des fébrifuges les plus concentrés, avoient presque réduits au marasme, nous en ont fourni l'exemple le plus frappant; & c'est à cette tisanne réitérée, quatre fois chez l'un & cinq fois chez l'autre, que nous croyons avoir dû en grande partie leur rétablissement

purgation à plus petite dose; mais son effet n'a pas été aussi marqué qu'en tisanne royale, & nous présumons que la gomme, dont cette plante abonde, demande à être étendue dans une assez grande quantité de véhicule. Ne seroit-ce point en vertu de ce principe, que le Docteur Koénig prescrivoit heureusement les feuilles de Baguenaudier contre l'hystéritie & l'hypocondriacie. Nous en avons donné à ce titre, à un homme de lettres mélancolique, par cause morale, & nous n'avons pas eu plus de succès de l'usage du Baguenaudier, que de celui de beaucoup d'autres secours employés inutilement auprès de lui.

Si l'on fume en guise de tabac les feuilles séches de Baguenaudier, elles purgent très-bien le cerveau, & aiguisent singulierement les sens. Nous en avons fait l'épreuve sur un domestique âgé de soixante ans, à qui il restoit, à la suite d'une apoplexie pituiteuse, des pesanteurs de tête & des étourdissements fréquents. Cette fumigation a évacuée beaucoup de pituite épaisse par tous les couloirs excrétoires de la bouche & de la membrane pituitaire, & les fonctions animales ont paru se faire avec plus de facilité, & même se soutenir assez bien.

Cet arbrisseau croît spontanément en Italie, en Languedoc, en Provence & autres lieux de la France, vient facilement dans nos jardins & autres endroits cultivés. C'est un de ceux qui se naturalise le plus volontiers dans les terreins où on le place. Il n'en est pas qu'il soit plus aisé de multiplier, ni qui donne des feuilles en plus grande abondance. Il seroit donc possible d'en faire tout à la fois un objet d'utilité & d'agrément. Il fleurit au mois de Mai, & c'est vers le milieu de Septembre que nous estimons que les feuilles doivent être cueillies & séchées à l'ombre, avec les précautions connues de tous les Herboristes,

& dont nous croyons qu'il est ici superflu de nous occuper.

Dix sujets de différents âges, sexes & tempéraments, ont usé avec succès de notre tisanne purgative, & nous espérons que nos expériences, confirmées par celles des savants qui doivent les répéter, contribueront à démontrer, que c'est sans connoissance de causes, qu'un Auteur moderne a décidé que les feuilles de Baguenaudier ne sont point purgatives.

Nous croyons, par analogie, que les gousses de cet arbrisseau peuvent être proposées à remplacer les follicules du Séné oriental, on en doubleroit la dose sans aucun risque ; mais c'est une chose que nous ne garantissons point, parce que nous n'avons fait aucune épreuve à cet égard.

Nous n'avons point employé non plus le Séné bâtard ; mais il a tant de ressemblance avec le Colutier, l'analyse des sens y démontre tant de propriétés communes, que nous n'hésitons pas à le placer avec la même sécurité dans la classe des substituts du Séné, persuadés que son action ne seroit ni moins sûre, ni moins efficace.

## § III.

## LE SÉNÉ BATARD.

*Coronilla emerus*. L. 1046.

*Emerus*. T. 650.

*Scorpioïdes*. C. B. 397.

CETTE espece se trouve dans les Provinces méridionales & dans quelques unes de la France, où on la cultive par pur agrément.

## § IV.

## DES FEUILLES DE PÊCHER.

*Amygdalus persica*, L. 678.

*Persica molli carne & vulgaris*. T. 624.

*Persica*. Fuchs. Hist. 244.

LE Pêcher est un arbre originaire de Perse, qui s'est naturalisé chez nous. Il sert non-seulement à nous procurer des fruits, qui sont les délices de nos tables, mais encore à nous donner des fleurs, que l'usage a mis au nombre des médicaments les plus accrédités; les feuilles nous ont paru mériter le même honneur. Si parce qu'elles croissent abondamment & qu'elles se trouvent presque partout, on seroit en droit de faire moins d'attention à leurs vertus, de les dédaigner même. Il faut avouer que les hommes sont des appréciateurs bien injustes! en effet, les feuilles tendres de Pêcher sont un très-bon purgatif, & préférable à bien d'autres par sa qualité anthelmintique bien marquée.

Quoique M. Boulduc, Chimiste de l'Académie des Sciences, se soit occupé de l'analyse des fleurs & des feuilles de Pêcher, & qu'il en ait démontré la vertu, non-seulement d'après les principes qu'il y avoit découvert, mais encore d'après les observations de leurs effets, l'usage des feuilles a été absolument négligé, tandis que les fleurs ont continuées d'être recherchées pour le sirop, qui porte leur nom, & qui conserve encore aujourd'hui tout le crédit, que les Pietre, les Riolan, les Gui-Patin & quelques Médecins de Paris, du dernier siecle, s'efforçoient de donner à des remedes simples & indigénes, pour diminuer celui des préparations chimiques & de l'antimoine surtout, à qui ils avoient déclaré une guerre ouverte.

Quoiqu'il en soit, avant les dernieres observations qui nous sont communes, le Médecin qui tient la plume, s'étoit déjà servi, avec tout le succès possible, des feuilles de Pêcher. Il en avoit fait à la campagne, la base des purgatifs qu'il distribuoit aux pauvres de son canton... & les bons effets qui ont résulté de ce remede, il y a plus de douze ans, le doivent faire ranger au nombre des meilleurs évacuants, même des bons hydragogues, s'il est permis de s'exprimer ainsi.

Les parties gommeuses que contient le Pêcher, sont en si grande abondance, qu'on les voit distiller naturellement de cet arbre. La couleur rouge que ses feuilles contractent facilement, leur goût acerbe, mais subacide, & se rapprochant en quelque sorte de celui des feuilles de vigne; tout y démontre l'existence d'un sel acide, tartareux & ammoniacal, auquel nous devons rapporter les effets salutaires qu'elles produisent. Voici en peu de mots quelques détails sur la maniere dont nous les avons employées.

Nous avons fait ramasser au printemps, des bourgeons & de jeunes feuilles de Pêcher, à peine développées. Nous les avons fait sécher avec soin: Elles ont été ensuite enfermées dans des boîtes; de façon que nous avons eu, pendant ces deux dernieres années, notre purgatif indigéne sous la main. Voici la formule rédigée d'après les observations les plus heureuses.

℞. Des jeunes feuilles de Pêcher, desséchées & découpées, depuis demi-once jusqu'à une once & demie, faites les infuser du soir au matin sur les cendres chaudes, dans un demi septier d'eau commune. Le lendemain, donnez leur deux à trois bouillons, ensuite

enſuite coulez, ajoutez enſuite une once de ſirop de fleurs de Pêcher, ou à ſon défaut, une petite cuillerée de miel, pour une doſe. Si l'on employe ces feuilles récentes au printems, il en faut deux onces pour une. La premiere année nous avions manqué de jeunes feuilles, nous fumes obligés d'en prendre d'automnales; celles-ci purgent plus difficilement, cependant nous en avons augmenté la doſe de demi-once à ſix gros. Nous croyons devoir attribuer cette différence, principalement aux grandes chaleurs, qui avoient précédées cette premiere recolte. Ces feuilles, preſques deſſéchées par le ſoleil, ne contenoient plus que la baſe terreuſe & preſque inſipide. Les principes les plus volatils s'étant évaporés par l'effet de la chaleur, il eſt certain que les feuilles automnales, que l'un des Auteurs avoit employé autrefois dans ſes premieres expériences, avoient eu, autant qu'il peut s'en reſſouvenir, à peu près la même efficacité que les vernales, dont nous avons fait en dernier lieu un uſage excluſif. Notre potion a été donnée à plus de cinquante perſonnes, ſans s'être démentie une ſeule fois par un défaut total d'action. Elle a été plus ou moins énergique dans divers ſujets. Comme nous l'avons préférée pour ceux chez qui nous ſoupçonnions ou nous connoiſſions des vers, nous ne craignons pas d'annoncer ce purgatif, comme un très-bon vermifuge. Nous avions ſoin de donner la veille, ſelon la force des ſujets, un ou deux ſcrupules d'extrait aqueux de nos bourgeons, ſaturé de la poudre des fleurs deſſéchées & nous avons vu rendre, par leur effet, plus de ſoixante vers ſtrongles, à un jeune homme d'une quinzaine d'années, il n'en rendit qu'un ſeul par la bouche, peu d'heures après le premier bol d'extrait que nous lui avions donné, ce que nous n'avons pas attribué à l'effet du remede.

Dans l'espace de douze jours, cet enfant prit une once de notre extrait en vingt-quatre prises, & trois médecines composées comme ci-dessus, où les feuilles de Pêcher étoient entrées jusqu'à une once. Il étoit d'un tempérament assez robuste, difficile à évacuer; nous obtinmes cinq à six selles chaque fois, & communément, quatre à cinq vers dans les premieres. Il s'en est parfaitement bien débarrassé sans autre secours.

Les feuilles & les fleurs de Pêcher sont donc purgatives & vermifuges; nous pourrions ajouter à ces propriétés les suivantes recueillies d'après les Auteurs qui ont traités de cet arbre; c'est d'être encore laxatives, apéritives, désobstructives, antiseptiques, détersives, céphaliques... contre la colique, la goutte, le calcul, les hémorrhoïdes & les hydropisies; mais personne n'est moins disposé que nous à annoncer des panacées. Nos épreuves n'ont jamais eu pour but la recherche d'un remede qui réunit tant de propriétés. Plus on consulte la nature, & plus on apprend à se méfier des promesses aussi vaines que fastueuses des Auteurs.

## § V.

## DES FEUILLES DE FRÊNE.

*Fraxinus excelsior*. L. 1509.

*Fraxinus*. Dod. Pempt. 771.

*Ornus*. Boehm. Lips. 287.

LE Frêne est un arbre trop connu, trop commun en France & dans les environs de Lyon surtout, pour que nous nous arrêtions à en donner la description. Son écorce a été vantée par plusieurs Auteurs, comme fébrifuge. D'autres ont attribué à l'eau qui découle de cet arbre, ou à celle qu'on en retire par la distillation, la propriété de guérir la surdité. Ses semences ont passées pour un lithontriptique. Les feuilles, quoique moins exaltées, n'ont pas laissé cependant d'être annoncées par Pline, sur la foi sans doute d'une tradition vulgaire, comme un alexipharmaque, non-seulement contre la morsure des serpents venimeux, mais comme un moyen de leur procurer la mort... Promesse vaine & ridicule, dont la raison ne dictoit pas même de tenter à vérifier la fausseté. Nos recherches sur cet arbre & sur les principes chimiques de son écorce, nous avoient engagés à l'essayer comme fébrifuge, ce qui nous a assez bien réussi, comme nous nous proposons d'en rendre compte. Le hasard nous fit découvrir, sur ces entrefaites, dans un ouvrage périodique de l'année 1711, des expériences citées par M. Tablet, Médecin, & qui méritent d'être vérifiées par les notres. » Les feuilles » de Frêne, selon cet Auteur, purgent excellemment bien, & en même dose que celles de Séné, » mais avec moins de tranchées, parce que le Séné » croissant dans un climat chaud est plus abondant » en sels âcres, & plus déphlegmés ». Après ces assertions, M. Tablet conclut que les feuilles de Frêne sont un Séné national, qui mérite la préférence sur celui d'Alexandrie, de Tripoli & d'Italie.

Nous avons, en conséquence, fait ramasser & sécher, avec précaution, de jeunes feuilles de Frêne des bois, que nous avons substituées au Séné. Il est certain qu'elles purgent plus doucement que les feuilles orientales; mais il est nécessaire d'ajouter environ un tiers à la dose ordinaire de celle-ci, trois gros pour deux de Séné, & dix gros pour une once. Les évacuations n'ont pas été moins abondantes; & une remarque que nous avons faite sur quatre personnes, c'est qu'elles ont été plus rapprochées, & que l'action totale de ce purgatif a été plutôt terminée, ce qui seroit un avantage à ne pas négliger. Mais ceci pouvoit tenir à d'autres circonstances qui nous sont échappées; & nous ne serions pas étonnés, lorsque cette observation ne se renouvelleroit pas. Nous avons administré dix fois ce purgatif en tisanne royale, de la même maniere & aux mêmes proportions que les feuilles de Colutier, il a toujours produit l'effet desiré avec autant de promptitude & d'énergie que le Séné, & nous ne nous sommes apperçus d'aucun inconvénient, qui puisse empêcher de le lui substituer. Ce n'est pas seulement par les selles que ces feuilles opérent; elles ont encore par les urines l'effet le plus marqué, & l'on n'en sera pas surpris, si l'on se souvient que c'est d'elles que les Cantharides empruntent la plus grande partie de leur nourriture.

L'écorce de cet arbre est un des fébrifuges indigénes les plus sûrs; ce qui nous a engagé dans un des cas, où nous desirions de rendre le fébrifuge propre à tenir le ventre libre, à allier ces deux remedes, comme produits du même végétal, ce qui a réussi à souhait, comme nous le dirons à l'article des fébrifuges.

## § VI.

## DU LIN PURGATIF.

*Linum catharticum*, L. 401.

*Linum pratense, flosculis exiguis.* T. 340.

*Chamælinum subrotundo folio.* Barrel. Icon. 1165.

CETTE petite plante est fébrifuge, arthritique, antihydropique, antinéphrétique. Nous avons vu fuccéder des évacuations affez fréquentes & affez copieufes, chez un homme à qui fon Médecin l'avoit prefcrite à la dofe de deux gros pour quatre onces d'infufion. Cependant l'intention de celui qui prefcrivoit, étoit de rendre cette potion diurétique ; car on y avoit ajouté une demi-once de firop des cinq racines apéritives. Nous n'avons pas répété cette expérience ; mais nous avons cru devoir citer cette obfervation pour engager d'autres à le faire, & cela fans le moindre foupçon de danger. Plufieurs Auteurs attribuent à cette plante la vertu *Cathartique.* Il eft évident même que le nom qu'elle porte eft conféquent à l'obfervation qui en avoit été faite.

---

LE Jalap eft après le Séné, l'un des purgatifs exotiques, dont l'emploi, nous dirions prefque l'abus eft le plus général. Cet abus dérivent en grande partie, de fa qualité de remede étranger ; c'eft un très-grand mal fans doute, de généralifer l'ufage de ce purgatif, comme les Médicaftres & les mauvais Chirurgiens de campagne ne le font que trop fouvent, en l'appliquant indifféremment aux tempéraments fecs & échauffés, dans les maladies aigues, avant que le relâchement ait fuccédé aux fecours antiphlogiftiques, dans les obftructions des vifceres qu'il fait fi fouvent dégénérer en fquirre, parce qu'il a pour effet immédiat, de priver les humeurs, de les dépouiller de leurs parties les plus aqueufes. Ces défauts font ceux de celui qui fait le perfonnage de Médecin ; ce ne font pas ceux du remede. Il n'en eft pas qui ne foit plus ou moins poifon dans des mains ignorantes ou inexercées. Nous inculpons le Jalap, ou plutôt fon ufage, par cela même qu'il eft exotique, & conféquemment sujet à tous les inconvénients, que nous avons attribués en général aux remedes qui viennent de loin. Celui-ci en a un particulier: c'est que la plante à laquelle il est dû, est encore, pour ainsi dire, un problême parmi les Botanistes & les Auteurs de matieres médicales. On en cultive sous ce nom dans quelques-uns de nos jardins, où elle s'est foiblement naturalisée, c'est le *Convolvulus Americanus*. D'autres en font un *Solanum*; quelques-uns une Brione. Quelques droguistes tirent le Jalap de la nouvelle Espagne; d'autres, de diverses parties de l'Amérique. Cette racine, pour être bonne, devroit être compacte, résineuse au point de se casser plutôt avec le marteau, que de céder à l'action seule des mains, noire à l'extérieur, brillante en dedans. Celle que nous voyons dans les boutiques est communément fort éloignée de ces qualités; elle est blanchâtre, farineuse, souvent cariée de vétusté, mélée de diverses autres racines & de Brione surtout. Que statuer après cela de certain, & sur sa dose & sur ses proportions, & sur les observations qu'on peut faire d'après des données aussi infideles & aussi défectueuses?

Mais supposons le Jalap pur, sain, sans altération, substitution, ni sophistication quelconques, tel en un mot, qu'un Médecin scrupuleux & habile est en droit de l'exiger d'un Artiste fidele & intelligent. On connoît l'efficacité de cette racine, comme purgative, anthelmintique & hydragogue. On sçait à quels principes chimiques, elle est redevable de ses vertus; & que c'est sa substance résineuse, combinée par la nature avec sa gomme, qui produit tous les bons effets que l'art ne peut obtenir, ni de l'une ni de l'autre séparément. C'est un service à rendre à l'humanité & aux pauvres surtout, d'indiquer parmi nos végétaux de quoi la remplacer au besoin.

## § I.

## LA GRATIOLE,
ou l'Herbe à pauvre homme.

*Gratiola officinalis.* L. 24.

*Gratiola.* Rivin. mon. 157.

*Digitalis minima gratiola dicta.* T. 165.

QUOIQUE cette plante soit suffisamment connue dans presque toutes nos provinces, elle ne l'est cependant pas assez naturellement, pour nous dispenser d'en donner une courte description.

La fleur est à peduncule, monopétale, tubulée, solitaire, irréguliere; la corolle purpurine, labiée, avec des taches blanchâtres; elle contient deux étamines fertiles & un pistil; le calice a cinq feuilletes; elle naît des aisselles des feuilles, avec des bractées. Les semences sont menues, sphériques, roussâtres, contenues dans une capsule arrondie. Les feuilles sont élancées, dentées en scie, opposées, deux à deux, lisses, amplexicaules, sessiles, oblongues, entieres, veinées, ameres. La racine est assez charnue, garnie de fibres. La tige est haute d'un pied & plus, droite, noueuse, cannelée, rougeâtre, à angles. La Gratiole est vivace. Elle croît dans les prés humides, les saussayes, sur le bord herbacé des rivieres; elle fleurit en Juin & Juillet, & se trouve dans presque toutes les parties de l'Europe.

On lui reconnoît beaucoup de propriétés, dont les principales sont d'être émétiques, purgatives, diurétiques, incisives, attenuantes, anthelmintiques, antihydropiques. Appliquée à l'extérieur, elle peut guérir, dit-on, les plaies récentes; c'est un grand résolutif. Il est certain que, sans adopter entierement ces qualités magnifiques, dont les Auteurs se plaisent à décorer successivement les plantes, dont ils font l'histoire, nous avons reconnu dans celle-ci de très-grandes vertus, conséquentes au principe résineux qui domine dans la racine surtout, & à la quantité de sel alkali fixe, dont elle abonde, & qui se trouve mêlé avec sa gomme.

M. Boulduc avoit déjà analysé exactement la Gratiole, & l'avoit administré avec succès, comme purgative & émétique dans plusieurs des maladies désignées. Il assure qu'un demi-gros de la racine réduite en poudre fine, est presque aussi bonne contre les dissenteries que l'Ipécacuanha. Nous n'avons osé l'employer à ce titre, parce qu'un chien, d'une moyenne taille & bien portant, à qui nous l'avions donné à de pareille dose, après avoir rejetté ses alimens, éprouva pendant plus de trois quarts d'heure, des efforts considérables, qui dégénérerent en convulsions, & que cet animal parut étourdi & hébété, pendant plusieurs des jours qui suivirent cette opération. Cette racine a quelque chose de virulent, dont on diminueroit probablement l'énergie, en la corrigeant avec le vinaigre ou d'autres acides végétaux. Mais nous croyons qu'il est inutile de chercher à lui faire remplacer l'Ipécacuanha, puisque nous trouvons d'autres plantes qui remplissent à souhait cette fonction. D'ailleurs on ne l'administreroit pas sans danger dans la plûpart des circonstances, où nous plaçons avec sécurité la racine du Brésil, telles que les dissenteries inflammatoires, les fievres bilieuses, les flux de ventre, accompagnés de fievre, d'ardeur dans les entrailles, de soif, &c.

Cependant Morel & Kramer, Médecins Allemands, assurent avoir constamment donné de cette racine en poudre; depuis douze grains jusqu'à deux scrupules, à la place de l'Ipécacuanha, & n'en avoir observé que de bons effets. Dans un climat moins chaud, les principes âcres des plantes, ceux qui les rapprochent le plus des substances déléteres, sont bien moins marqués. Les hommes, d'un autre côté, sont doués d'un tempérament plus robuste, les fibres sont plus fortes & moins susceptibles d'irritation. Les humeurs qui péchent communément chez eux par surabondance & par excès de viscosité, sont encore une raison de plus, pour que les remedes propres à exciter des accidents dans nos corps débiles, nerveux & spasmodiques, qui sont déja affoiblis par la température d'un climat moins rigoureux, au contraire chez eux le degré d'activité nécessaire manque, & ne peut produire que des excrétions difficiles; tandis que la même dose du même végétal, né & administré dans un pays plus chaud, y seroit suivie de superpurgation.

Les extraits chimiques que nous avons fait de cette plante, nous ont démontré que sa racine surtout abonde en parties résineuses; elles y sont à peu près dans la proportion de huit scrupules par once; mais il est difficile, à moins de la traiter avec l'esprit de vin très-rectifié, ce que nous n'avons pas fait, d'obtenir la résine pure, elle se sépare difficilement de la gomme; & l'une & l'autre se dissolvent d'une maniere assez disproportionelle & simultanée, dans les acides végétaux peu concentrée, comme le vin blanc ou le vinaigre.

Nous nous sommes contentés, après des tentatives que la prudence nous avoit dicté, d'employer depuis un gros jusqu'à trois, les feuilles de Gratiole infusées dans l'eau sur les cendres chaudes, & édulcorées avec le sucre. Sept fois, nous nous en sommes servis pour purger des œdématiques, & l'effet hydragogue s'en est suivi, sans irritation & sans fatigue. Nous avons ajouté un jour douze grains de la racine pulvérisée ; c'étoit auprès d'une femme de cinquante ans, qui, toute sa vie, avoit été mal réglée, & qui avoit une bouffissure universelle ; au bout d'une heure elle ne sentoit encore aucune envie de vomir. Nous en fimes prendre six autres grains, qui exciterent des nausées, & le vomissement ne fut déterminé qu'après une autre prise de six grains. Les efforts ne furent pas considérables ; elle vomit trois fois assez abondamment. Elle éprouva ensuite six selles, dans lesquelles elle rendit beaucoup d'eau, & elle parut évidemment désenflée. Trois semaines après, même indication, même remede, même succès. Nous avons été moins heureux dans l'administration que nous en fimes peu de temps après à une jeune fille de seize ans, chlorotique & cachectique : douze grains pris en deux fois, à un quart d'heure de distance, la firent vomir légérement, avec de très-grands efforts, qui furent suivis de spasmes, d'angoisses, d'étourdissements considérables, qui se dissiperent cependant par l'usage de la limonade. Le soir même, l'effet purgatif qui avoit été suspendu par ces accidents, ne laissa pas de se manifester d'une maniere assez complette. Nous n'avons pas tenté d'autres expériences, pour constater l'éméticité de la racine. Nons nous sommes contentés de donner l'infusion aqueuse, ci-dessus édulcorée avec le sucre, ou avec le miel. Nous l'avons administré à douze personnes de différents âges, sexes & constitutions, attaquées de saburre pituiteuse, de fievres erratiques, d'hydropisies & de vers. Nous nous sommes bien trouvé de l'addition d'un scrupule, jusqu'à un gros de racine, dans ces infusions, pour les hydropiques. Dix à douze grains de la racine en poudre & en substance, ont augmenté l'action purgative ; mais nous y avons renoncé, à raison de l'état d'anxiété & de mal aise qu'elle communique aux malades par de fausses envies de vomir.

Les feuilles de Gratiole séches, à la dose de deux gros, sont employées fréquemment, de préférence au Séné, dans les potions purgatives, hydragogues, avec la manne, le sel végétal & le sirop de Nerprun, par un Médecin de notre connoissance, qui pratique avec une certaine célébrité. Il nous a assuré plusieurs fois qu'il en obtenoit d'aussi bons effets, que des médecines, ou il faisoit entrer à leur place, les feuilles de Séné. Nous avons encore vu deux fois, d'après la prescription de ce Médecin, prendre une légere décoction de trois gros des mêmes feuilles, corrigée avec la semence d'anis, de coriandre & la réglisse, pour une dose ; ce qui occasionnoit ordinairement, nous dit-il, de cinq à huit selles assez copieuses ; quelquefois, mais rarement accompagnées de coliques.

Nous ne croyons pas que cette racine puisse, ni doive suppléer l'Ipécacuanha, quoiqu'en ait dit M. Boulduc & les Docteurs Morel & Kramer ; sa maniere violente d'agir, a trop peu d'analogie avec l'action douce & évacuante de l'Ipécacuanha. Nous n'administrerions pas encore sans scrupule la Gratiole, dans les cas sémiphlogistiques, où nous redouterions moins de l'infusion des follicules de Séné ; mais il nous semble, que c'est principalement au Jalap, que nous nous attacherions à la substituer, elle en a toute l'énergie, & dans tous les cas absolument analogues. On composeroit avec la Gratiole traitée à l'esprit de vin, un purgatif hydragogue, qui ne le céderoit pas à l'eau de vie allemande, si usitée dans nos pharmacies. La différence de prix seroit celle du Jalap, qu'il faut tirer de la nouvelle Espagne ou de l'Isle de Madere, *à l'herbe à pauvre homme*, qui croît autour de nos villages, & dont il seroit si aisé de justifier la dénomination, en faveur des pauvres habitants de la campagne, à l'avantage de qui, nos essais & les vœux de l'Académie, sans doute, sont principalement consacrées.

## § II.

## LA BELLE DE NUIT.

*Mirabilis Jalapa*. L. 252.

*Admirabilis peruviana*. Clus. Hist. 2. 87.

*Jalapa flore purpureo*. T. 129.

LA Belle de nuit qu'on cultive dans nos jardins, pour leur servir d'ornement, est trop connue pour qu'il ne soit pas superflue d'en donner ici la description botanique, la similitude de nom, peut-être même d'espece, nous faisoit, en quelque maniere, un devoir de ne pas la négliger dans le cours de nos recherches.

Quatre onces de racine de Belle de nuit, ceuillies au mois d'Octobre, médiocrement desséchées & coupées menu, nous ont donné sept gros d'extrait aqueux. Deux onces traitées à l'esprit de vin, nous ont fourni près de trois gros d'extrait résineux, ce qui démontre que la proportion de la résine à la gomme, sont comme 6 est à 7, & les proportions de l'une & de l'autre, combinées au reste de la racine, comme 10 est à 48.

Un scrupule du premier extrait, donné à deux personnes d'une constitution médiocre, a été suivi chez l'une & l'autre de deux selles, sans borborigmes & sans douleur. Quarante grains ont purgé cinq à six fois quatre autres, & sans inconvénient. C'est dans des anasarques que nous l'avons employé, & dans deux autres sujets difficiles à évacuer; l'un goutteux, âgé de quarante-cinq ans; l'autre attaqué de rhumatisme & âgé de cinquante. Nous avons porté la dose à soixante grains pris à une heure de distance; il n'y a point eu de superpurgation, mais dix à douze selles assez copieuses.

L'extrait fait à l'eau agit foiblement, & ne produit à la dose d'un gros que de médiocres évacuations. Nous y avons associé le dernier, un demi-scrupule de celui-ci, joint à un gros de l'autre, suffit pour purger; & nous en avons vérifié trois fois l'expérience avec succès.

Il paroît d'après cet exposé, que la racine de Jalap indigéne ne le céde que foiblement à celle de Jalap exotique.

---

LA Scammonée d'Alep, qui est le suc concret d'une espece de grand Liseron, passe pour un des hydragogues les plus actifs que posséde la pharmacie.... trop actif sans doute.... & il n'est pas de praticien de bonne foi, qui ne convienne qu'il a toujours été dans le cas de se repentir plutôt de l'avoir administré aux doses prescrites par les Auteurs, que de l'avoir modéré. A très-petite dose, de quelques grains, par exemple, la résine ajoutée à des phlegmagogues moins énergiques, a la propriété de leur communiquer plus d'action, de stimuler davantage. Mais nous pensons avec Cartheuser, que c'est à tort que M. Boulduc a avancé dans les mémoires de l'Académie Royale des Sciences, qu'on pouvoit donner avec sûreté jusqu'à deux scrupules de cette résine. Diverses ouvertures de cadavres de gens, à qui l'on avoit fréquemment prescrit ce remede, ont laissé voir dans l'estomac & les intestins, assez de marques de corrosion, pour ne s'y livrer avec une confiance aveugle. Les épreintes, le ténesme, la difficulté d'uriner, sont encore quelquefois les suites de l'administration indiscrete de ce suc, même chez les personnes, dont la fibre relâchée sembleroit avoir moins à redouter de son action stimulante; c'est que quelques Praticiens oublient, ce nous semble, avec trop de facilité, l'état de dépravation alkaline des humeurs, dans ceux qui offrent ces symptômes de relâchement & d'infiltration. Quoiquil en soit, voici un extrait naturel, qui peut remplacer avec avantage celui-ci. M. de Haller est un des premiers qui l'a proposé; mais nous sommes redevables de sa connoissance immédiate à un des plus savants & des plus célébres Botanistes de ce siécle, à M. de Necker, Phytographe & Historiographe de l'Electeur Palatin, Membre de l'Académie Electorale de Manheim, qui, après nous en avoir fait l'éloge, a eu la complaisance de nous en envoyer lui-même pour l'éprouver.

## LE GRAND LISERON.

*Convolvulus sepium.* L. 218.

*Convolvulus major, albus.* T. 82.

*Smilax lævis.* Matth., 839.

C'EST le suc de cette plante très-commune, évaporé en extrait & pris à la dose moyenne d'un scrupule, que M. de Necker nous a donné comme un bon purgatif hydragogue. Nous nous en sommes servi, & ses promesses n'ont point frustrées notre attente. Quatre hydropiques s'en sont très-bien trouvés; deux d'entr'eux l'ont réitéré trois fois avec le plus grand succès, & sans avoir senti le moindre des inconvénients qu'on peut reprocher à la Scammonée. Nous l'avons employé pour deux femmes âgées, qui étoient dans un état de cachexie, à la suite de vieux ulceres successivement supprimés & renouvellés. Ce remede a produit un fort bon effet. Il est évident qu'on peut lui attribuer, en l'employant à dose un peu plus considérable, toutes les bonnes qualités de la Scammonée, & qu'on ne peut l'inculper de l'effet irritant qu'on observe presque toujours dans ce suc exotique.

Il est évident, d'après cet exposé, que nous avons sous la main, dans nos climats, les purgatifs les plus énergiques, les plus propres à remplacer ceux dont nous avons parlé. Nous avons des drastiques, des cathartiques, proprement dits. La nature nous offre encore des laxatifs minoratifs & acidules. Les Pruneaux se substituent avec avantage aux Tamarins. Ces fruits étrangers ont souvent produits des accidents qui engagent plusieurs praticiens à en redouter l'usage. On les attribue soit au verd-de-gris qu'ils peuvent contracter dans les vaisseaux de cuivre où les Indiens ont coutume de les faire cuire, mais plutôt encore à l'acide vitriolique dont les Droguistes les arrosent, lorsqu'ils se trouvent altérés ou desséchés. Nos Pruneaux n'ont point ces inconvénients-là, & ils sont on ne peut pas plus convenables dans les fiévres bilieuses, leur dose est double de celle des Tamarins. Il nous reste encore parmi les hydragogues, le sirop de Noirprun, celui de fleurs de Pêchers parmi les cathartiques; ceux de Violettes, de Pommes, &c. parmi les simples laxatifs, & s'il est une classe de remedes dans laquelle nous puissions varier nos prescriptions sans sortir des bornes d'une Pharmacie absolument végétale & indigéne, c'est certainement celle des purgatifs.

Voici encore le nom & la dose de quelques autres plantes, qui s'employent ou peuvent s'employer au même usage.

### I. l'Aulne noir.

*Rhamnus frangula.* L. 280.
*Frangula.* Dod. Pempt. 784.
*Alnus nigra baccifera.* C. B. 428.

Son écorce, depuis un gros jusqu'à quatre, en infusion.

### II. le Concombre sauvage.

*Momordica elaterium.* L. 1434.
*Cucumis asininus.* Tabern. Ic. 481.
*Elaterium.* Hall. Gotting. 210.

Sa racine en poudre, depuis quinze grains jusqu'à demi-gros, l'extrait du fruit, depuis deux grains jusqu'à un scrupule.

### III. la Brione.

*Bryonia alba.* L. 1438.
*Bryonia aspera, baccis rubris.* C. B. 297.

Sa racine en poudre, depuis sept grains jusqu'à quinze, en décoction, depuis un gros jusqu'à trois.

### IV. l'Ellebore blanc.

*Veratrum album.* L. 1479.
*Veratrum flore subviridi.* T. 273.
*Elleborus albus.* De Bry. 88.

Sa racine en poudre, depuis trois grains jusqu'à six, en infusion jusqu'à vingt gouttes.

V.

V. L'ELLEBORE NOIR.

*Helleborus niger.* L. 783.
*Helleborus niger, angustioribus foliis.* T. 272.
*Veratrum nigrum.* Dod. P. 385.

La dose en décoction est depuis un gros jusqu'à deux.

VI. L'ELLEBORE VERD.

*Helleborus viridis.* L. 784.
*Helleborus niger, flore viridi.* T. 272.
*Veratrum nigrum* 2. Dod. Pempt. 385.

Même dose & même propriété que la précédente, ainsi que l'espéce suivante.

VII. L'ELLEBORE GRIFFON.

*Helleborus fœtidus.* L. 783,
*Helleborus niger, fœtidus.* T. 272.
*Veratrum nigrum* 3. Dod. purg. 191.

VIII. LE NERPRUN ou NOIRPRUN.

*Rhamnus catharticus.* L. 279.
*Spina cervina.* Gesn.

Le sirop du suc des baies, à la dose d'une once jusqu'à deux.

IX. LA RACINE DE BÉTOINE OFFICINALE est encore un purgatif qui n'est point à rejetter.

# DU QUINQUINA,

## ET DES FÉBRIFUGES INDIGÈNES, Qui peuvent lui être ſubſtitués en Médecine.

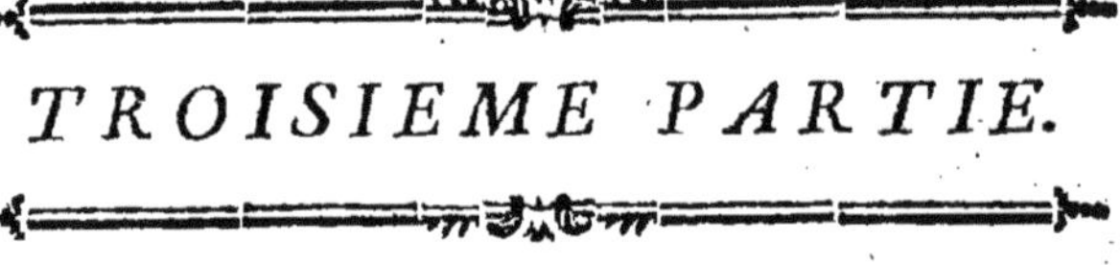

## TROISIEME PARTIE.

### LE QUINQUINA.

*Cinchona officinalis.* L. 244.

*Quinquina. Condam.* Act. Paris. 1738.

On trouve partout l'hiſtoire Naturelle de l'arbre qui porte l'écorce précieuſe, connue depuis près d'un ſiécle & demi, ſous le nom de Quinquina.... d'écorce du Perou. On formeroit une Bibliothéque de tous les livres & de toutes les diſſertations, qui ont été publiés à ſon ſujet, depuis l'importante découverte qui en a été faite. Avant cette époque, la liſte des fébrifuges n'avoit pas de bornes. Les effets prompts

& surprenants de ce nouveau remede, effacerent la gloire de tous ceux qui l'avoient précédé, & ceux-ci tomberent dans le discrédit, en proportion de la vogue qu'acquéroit l'écorce du Pérou. Il en fut d'elle comme du mercure, qui fit oublier tous les antivénériens vantés jusqu'à lui.

Le Quinquina le plus estimé est celui qui se tire de Loxa, Ville de la Province de Quito, dans le Royaume du Pérou. Il est apporté de Cadix, pour être ensuite commercé dans toute l'Europe. Il doit être d'une saveur amere, un peu âcre, d'une odeur aromatique.

Ce fut en 1638, que la Comtesse de Cinchon, Vice-Reine du Pérou, ayant été guerie par son secours d'une fievre intermittente tierce extrêmement rebelle, en donna aux Jésuites Missionnaires, qui prêchoient dans cette contrée. Il parut sous le nom de *Poudre de la Comtesse*. Bientôt les Jésuites de Rome établirent dans leur Pharmacie, le centre du commerce de cette écorce, & substituerent à son premier nom celui de *Poudre des Peres*. Ils en répandirent en Italie, en France, en Allemagne, dans presque toute l'Europe. Dès l'année 1659, Sturm, Médecin Grec, qui habitoit Delphes, écrivit des observations sur les effets admirables du Quinquina. Nous croyons qu'il est le premier Auteur, qui ait traité dogmatiquement & médicinalement des propriétés de cette écorce. Depuis il n'est pas d'Ecrivain, qui n'en ait fait mention avec le tribut d'éloges dûs, à l'un des remedes les plus héroïques que nous possédions, lorsqu'il nous parvient pur & sans sophistications. Il étoit presque impossible que la grande célébrité qu'il a acquise, ne devint une source d'abus, soit par l'avidité insatiable de ceux qui en faisoit le commerce, & qui ont été portés, pour doubler leurs profits, à lui associer d'autres écorces, ou à s'attacher moins à la bonté intrinséque qu'à la modicité du prix auquel ils pouvoient se le procurer, soit par l'administration inconsidérée & trop générale qu'en ont fait quelquefois les Gens de l'art, ou ceux qui ont la témérité de le pratiquer sans le connoître. Le bon Quinquina donné après des évacuations préliminaires & à dose suffisante, est le spécifique le plus assuré des fiévres intermittentes, le mercure ne remédie pas plus efficacement, ni plus radicalement à la maladie vénérienne. Le Quinquina placé sans ces précautions, suspend l'action des levains fébriles au point de supprimer les accès, le plus souvent au désavantage de ceux auprès de qui on employe une méthode aussi imprudente.... De-là la répercussion en quelque sorte de la matiere fébrile sur les organes du bas-ventre & quelquefois sur le poumon. De-là ces embarras, ces obstructions, ces squirres, qui ont engagé à calomnier un excellent remede qui ne produisoit, & ne produit ces effets funestes, que par l'inconsidération de ceux qui ne s'occupent auprès de leurs malades, que de l'affection actuelle, sans songer aux suites d'une suppression trop prompte, des mouvements salutaires de la nature.

Ces abus auroient fait perdre au Quinquina une partie de son crédit, si les vrais Médecins n'en avoient connu & déterminé la cause. Il est encore entre leurs mains, le fébrifuge le plus héroïque. Mais ce n'est pas à ce titre seulement qu'il mérite les plus grands éloges. Des expériences modernes réitérées avec le succès le plus constant, nous prouvent que le Quinquina est l'antiseptique le plus excellent. Il combat la gangréne, borne le sphacèle, prévient de plus grands maux dans l'ulcération des mammelles.... Associé au lait, il est souverain dans la plûpart des phtisies commençantes... C'est le tonique le plus ami de l'estomac : & il n'est pas de Médecin qui ne soit porté à l'appeller avec l'illustre M. Spielman de Strasbourg, *le Prince des Stomachiques*. Il est antivermineux.... on connoît son efficacité contre les hémorragies, surtout utérines. Sa vertu antispasmodique n'est pas moins avérée par mille observations, plus concluantes les unes que les autres.... Nous ne finirions pas la nomenclature, des différentes espéces de maladies qu'il soulage. Le nombre de celles qu'il guérit, & presque exclusivement est prodigieux. Nous ne nous arrêterons pas ici a répéter des choses que personne n'ignore. Nous nous contenterons d'une seule réflexion, c'est que l'écorce du Pérou étant bien plus importante aujourd'hui, comme antiseptique & comme antispasmodique, que comme fébrifuge, & la consommation en devenant de plus en plus étendue, c'est principalement en tant que fébrifuge qu'il faut s'occuper de lui trouver des substituts, pour nous en ménager la ressource dans ces autres circonstances. Cet avantage de trouver des moyens propres à remplacer le Quinquina en qualité de fébrifuge est d'autant plus essentiel, que M. de la Condamine, au retour de ses voyages, n'a pas manqué de nous prévenir, que les exportations considérables qui s'en étoient faites depuis que ce remede a été connu en Europe, l'avoient rendu au Pérou, d'une rareté, qui menaçoit nos climats d'être un jour privé de ses bienfaits. Cette remarque seule fait l'éloge de la Compagnie savante, qui promet ses récompenses à ceux qui lui présenteront les recherches les plus heureuses, sur cet objet important à l'humanité.

Exposons sous ses yeux, cinq sortes d'écorces indigénes, par lesquelles nous nous flattons d'être approchés de ce but, autant qu'il est possible de l'espérer.

## § I.

## DES SAULES.

1. Le Saule blanc ou commun.

*Salix alba.* L. 1449.
*Salix alba, arborescens.* T. 590.

2. Le Saule cassant.

*Salix fragilis.* L. 1443.
*Salix fragilis latifolia & tenuifolia.* Lœs. Pruss. 238.

3. Le Saule à trois étamines.

*Salix triandria.* L. 1442.
*Salix folio auriculato, splendente, flexilis.* Rai. Hist. 1420.

COMME le genre des Saules est assez considérable, il étoit nécessaire de déterminer les espéces individuelles, qui ont servies à nos différents essais, pour combattre le levain fébrile ; quoique les autres espéces paroissent douées des mêmes principes, nous croyons qu'il faut s'en tenir toujours de préférence, à ce que l'expérience nous a déjà démontré quant à l'efficacité de ceux-ci. La derniere espéce est plus rare que les précédentes ; elle ne se trouve que dans la Suisse, les Vôges & les pays froids.

Depuis quelque tems, les Anglois employent l'écorce de Saule blanc commun, contre les fievres intermittentes. Ils rendirent publique dans les transactions philosophiques, la relation des succès & des guérisons opérés par son usage. M. Stone, Médecin Britannique, rédacteur de cet article, dit qu'il l'a perſévéremment donné pendant cinq ans, avec un très-grand avantage ; qu'il a fait prendre ce remede contre toutes ſortes de fiévres & de maladies intermittentes, à plus de cinquante perſonnes, ſans avoir jamais manqué l'effet deſiré, ſi ce n'eſt dans quelques fiévres quartes invétérées. Ce Médecin ajoutoit quelquefois un cinquieme de Quinquina. Il ne préparoit jamais ſes malades avant de leur faire prendre l'écorce de Saule, il ne les ſaignoit point, ne leur donnoit, ni vomitifs, ni médecines. C'eſt en poudre, dans un véhicule quelconque, comme le thé ou la petite biere, qu'il adminiſtroit ce remede..... & ce défaut de précautions apparentes n'étoit que pour mieux s'aſſurer de la vertu de cette écorce. » Elle » paroît être un puiſſant abſorbant, continue M. Stone, » & un fébrifuge de la même nature que le Quin- » quina, quoique peut-être dans un degré inférieur. » Il paroît d'un autre côté, qu'en revanche, c'eſt un » remede innocent, incapable d'occaſionner aucun » mauvais effet, ayant obſervé cet avantage, quoiqu'il » ait toujours été donné ſans nulle préparation ».

Cette relation nous frappa beaucoup. Cependant avant de répéter les mêmes tentatives, nous recherchâmes encore ſi quelques Médecins n'auroient pas été auſſi heureux que M. Stone. Effectivement nous trouvâmes qu'en 1766, M. Gerhard, Pruſſien, avoit conſacré un chapitre intéreſſant, de ſa matiere médicale, publiée à Berlin, dans lequel il prétend qu'on peut ſubſtituer avec ſécurité l'écorce de Saule au Quinquina. Il donne la préférence au Saule triandrique ou à trois étamines. En 1770, M. Iſrael-Joſeph Meyer, Médecin Allemand, donna à Butzow, une diſſertation ſur l'uſage médicinal du Saule fragile. On lui attribue dans cet ouvrage, non-ſeulement les vertus fébrifuges, mais un bien plus grand nombre d'autres encore, de même qu'aux feuilles & aux autres parties de cet arbre.

Nos recherches se sont bornées à l'écorce de Saule comme antipyrétique seulement. D'après nos guides, MM. Stone, Gerhard & Meyer, nous l'avons fait prendre, dans les fievres intermittentes, à la dose d'un gros en poudre fine, de quatre en quatre heures dans une décoction légere de café. Ce remede nous a très-peu manqué, surtout quand nous avions préparés nos malades avec un vomitif ou une médecine; car malgré l'autorité de M. Stone, nous n'avons pas cru devoir faire une tentative aussi dangereuse, & dont le succès nous eut moins étonné qu'inquiété, sur le sort de celui qui en auroit été le sujet. Quatre des paysans évacués avec l'Esule, on prit dans l'interval du quatrieme au cinquieme accès de fievre tierce, six gros de notre écorce dans le véhicule ci-dessus. Le cinquieme accès n'a pas paru chez deux d'entr'eux, les deux autres l'ont eu bien moindre; ils ont pris encore une demi-once en quatre prises, dans l'interval du cinquieme au sixieme accès qui n'a pas eu lieu, & nous nous sommes parfaitement convaincus d'une guérison radicale, sans retour quelconque & sans aucun accident.

Nous avons encore essayé sur une jeune fille chlorotique & cachectique, l'extrait aqueux de cette écorce, pour un flux de ventre qui duroit depuis deux mois. Elle en a pris douze grains matin & soir, pendant huit jours avec un effet très-marqué; pendant quinze autres jours, nous le lui avons donné à la même dose, en une seule fois le matin. Nous faisions avaler immédiatement après, une tasse d'infusion légere de la même écorce, édulcorée avec le sucre; ce remede a produit tout l'effet que nous en pouvions desirer.

Les Pharmacographes doivent encore au Saule

d'autres propriétés : celle d'être utile dans les dissenteries, l'hémoptysie, & les autres hémorragies. Laurent Montin, dans une dissertation sur la médecine des Lappons, dit que ce peuple se guérit des douleurs occasionnées par la colique, en prenant deux livres d'une forte décoction d'écorce de Saule, qu'ils boivent à plusieurs fois. George-Henri Welsch, fait mention, dans ses mélanges de médecine, de l'extrait d'écorce moyenne de Saule, contre les ulcéres des poumons, pris avec un grand succès L'observation ci-dessus semble confirmer cette promesse. D'ailleurs les principes contenus dans ces écorces, favorisent la présomption de ces propriétés. Voici le résultat de nos procédés à cet égard.

La décoction de quatre onces d'écorce de Saule blanc, faite avec l'eau commune, nous a fourni une liqueur jaunâtre, douée d'une légere saveur astringente, laquelle étant évaporée au bain-marie, nous a donné une once & dix-huit grains d'extrait fort rouge. Une once de la même écorce, traitée avec l'esprit de vin, a fourni deux gros deux scrupules d'extrait.

## § II.

## DU MARONNIER D'INDE.

*Æsculus hippocastanum.* L. 488.

*Hippocastanum vulgare.* T. 611.

*Castanea equina.* Dod. Pempt. 814.

CET arbre, originaire de l'Asie Septentrionale, a été transporté en Europe l'an 1550. Il s'y est naturalisé. Il est très-connu, & sert à l'ornement de nos promenades & de nos avenues. Il n'en mérite pas moins notre attention relativement à son utilité. Son fruit, après quelques lotions & macérations, devient une nourriture excellente à plusieurs animaux ; mais son écorce en posséde de bien supérieures, comme nous l'allons dire.

En lisant une Dissertation Italienne, imprimée à Venise en 1733, composée par Jean-Jacques Zanichelli, Apothicaire de la même Ville. Nous fumes étonnés du succès des expériences curieuses faites avec l'écorce de Maronnier d'Inde, prise intérieurement. L'auteur ne manque pas de la comparer au Quinquina, relativement à ses vertus. Elle posséde, dit-il, la même amertume, l'ayant soumise à l'analyse chimique, il en a retiré des parties extractives, entierement analogues à celles qui constituent l'écorce du Pérou. Aussi n'a-t-il pas hésité d'en donner aux malades attaqués de fievres intermittentes, à la dose de deux gros, réduite en poudre, infusée dans quatre onces d'eau de chardon bénit, immédiatement avant l'accès; remede qu'il continuoit trois fois de suite.

Curieux d'apprendre si personne, avant ou après cet Auteur, n'avoit parlé des merveilles opérées par le moyen de cet écorce, nous nous empressâmes de compulser les ouvrages, qui auroient pu traiter cet objet. Nous trouvâmes qu'en 1736, Paul-Henri Moehring, Médecin, avoit fait insérer dans le commerce littéraire de Nuremberg, une Dissertation sur les qualités fébrifuges du Maronnier. Celui-ci à l'imitation de Zanichelli, n'a pas manqué d'en faire le pendant du Quinquina, pour ses propriétés & vertus.

Indépendamment de ces écrits, il nous tomba entre les mains une brochure, imprimée à Duisbourg. Elle est uniquement consacrée à l'usage médicinal de cette écorce. L'Auteur, M. Henri-William Peiper, Médecin, fait mention de plus de vingt guérisons opérées ſur des malades attaqués de fievres intermittentes, auxquelles il a adminiſtré ce nouveau médicament. Il démontre que l'affinité de ces deux écorces eſt ſi parfaite, qu'il faut ajouter à toutes les deux, lorſqu'elles conſtipent, quelques laxatifs. Il a extrait de l'écorce de Maronnier d'Inde, un ſel eſſentiel ſuivant la méthode de la Garaye, en tout ſemblable à celui que l'on retire du Quinquina. Il eſt certain que notre extrait ſpiritueux en contient un pareil, on ne peut ſi méprendre au coup d'œil de tranſparence qu'il préſente.

Nous avions débuté dans nos expériences par l'écorce de Putiet, qui étoit depuis longtems familiere à l'un de nous. Nous les abandonnâmes à l'époque de cette nouvelle découverte; pour nous livrer à l'examen de l'écorce de Maronnier. Nous la traitâmes chimiquement, & nous obtînmes les produits par leſquels nous finirons cet article. Voici les méthodes que nous avons ſuivies pour adminiſtrer ce remede.

1. Suivant la méthode de Zanichelli.
2. En Apozéme, de la maniere ſuivante.

℞. De l'écorce de Maronnier d'Inde, réduite en poudre groſſiere, une once.... de la racine de régliſſe effilée, un bâton; faites bouillir l'écorce dans une pinte d'eau juſqu'à la réduction d'un tiers; — ajoutez-y ſur la fin, la regliſſe; paſſez le tout, à prendre tiede en quatre gobelets de quatre heures à autres, lorſque le malade n'aura pas la fievre.

3. Quand la boiſſon a répugné, nous ſuppléons par l'électuaire ſuivant.

℞. De l'écorce de Maronnier d'Inde récente, en poudre très-ſubtile, une once; de la Gratiole préparée, deux scrupules ; du sel fixe de Cabaret, un gros ; du sirop de fleurs de Pêchers, ce qu'il en faut, pour former du tout une opiate, dont le malade prendra la grosseur d'une muscade, enveloppée dans du pain-à-chanter, de trois en trois heures, buvant pardessus un gobelet de tisane de chicorée sauvage.

On continue ces remedes suivant les circonstances relatives au malade & à la maladie. Nous nous sommes bien trouvés d'allier ainsi un cathartique à petite dose, de même que M. Peiper le conseille. Onze fébricitants de divers âges & constitutions, ont été guéries de fievres tierces & quartes, après les remedes généraux & les préparations particulieres ; par ces remedes que tous ont pris à peu près à la même quantité que le Quinquina. Ils ont été guéris sans retour dans les huit ou dix jours qui ont suivis la premiere administration. Trois fievres quartes ont résistées à ces remedes, deux se sont terminées par hydropisie ascite & par la mort, après avoir éprouvé aussi l'inutilité du Quinquina allié aux cathartiques. Le dernier de ceux que l'écorce de Maronnier n'a pas guéri, non plus que le Quinquina, l'a été par le seule changement d'air. Nous en avons été d'autant moins surpris, que nous avions toujours pensé que la maladie étoit dûe à un principe de nostratie.

Nous sommes encore très-portés à croire, avec M. Peiper, que cette écorce jouit d'une vertu anti-septique. Nous l'avons une fois substituée au Quinquina dans une menace de gangrene au bas de la jambe d'un hydropique, & la décoction qui en a été faite dans le vin, n'a pas été moins suivie de succès que celle de Quinquina auroit été. Mais il faudroit plus d'un cas pareil pour décider absolument l'observation.

Ces expériences, favorables à l'usage de cet écorce,

confirment les assertions de MM. Zanichelli, Moehring & Peiper. Le Maron pulvérisé est astringent. C'est un sternutatoire vanté contre la migraine. Personne enfin n'ignore les expériences de M. Parmantier, pour extraire de ce fruit les parties nutritives qu'il contient. Mais nous croyons cet arbre, en général, plus propre à nous servir de médicament, que de nourriture.

L'écorce de Maronnier d'Inde à la quantité d'une once, traitée avec l'eau, a fourni une décoction semblable à celle du Quinquina, d'une saveur acerbe & & stiptique, laquelle étant évaporée, a donné près de trois gros d'extrait. Le même poids de cette substance macérée dans l'esprit de vin, a produit deux gros & demi d'extrait sec, écailleux, coloré, luisant & transparent, comme celui qu'on obtient du Quinquina.

## § III.

## DU PUTIET.

*Prunus padus.* L. 677.

*Padus.* Theophr. 78.

*Cerasus racemosus, sylvestris, fructu non eduli.* T. 626.

IL y a environ vingt ans, que cet arbre est connu en Lorraine, par une Dissertation présentée à l'Académie Royale des Sciences & Belles-Lettres de Nancy, qui annonçoit l'écorce, analogue au Quinquina, pour guérir les fiévres intermittentes & subintrantes. Le préjugé ordinaire qui exclut souvent les remedes populaires, spontanés & faciles à recueillir, aura fait sans doute subir le même sort à l'écorce de Putiet: car depuis l'époque de cette découverte, son usage a été négligé dans la pratique de la médecine, même dans le pays où elle avoit été faite. Nous ne l'avons vu employer que pour quelques pauvres, ce qui a presque toujours été couronné du plus heureux succès.

Cette écorce se donne à peu près de même que celle du Pérou, c'est-à-dire, qu'après les remedes généraux, on en fait prendre un gros en poudre, dans un véhicule approprié, & qu'on réitere suivant le besoin, aux heures du médecin. Si le malade répugne à avaler cette écorce pulvérisée, on l'a donné en électuaire de la maniere suivante.

℞. De l'écorce de Putiet, réduite en poudre fine, une once; du sel ammoniac, un gros; du sirop de fleurs de Putiet, ou à son défaut de celui d'Absinthe, suffisante quantité. Faites, suivant l'art, un électuaire dont le fébricitant prendra la grosseur d'une noix muscade, de trois en trois heures, enveloppée dans du pain à chanter, excepté pendant le paroxisme, boira immédiatement par-dessus, un gobelet de décoction, faite avec un gros de la même écorce, découpée menue, & un peu de réglisse.

L'un de nous se rappelle, que dans l'année qui suivoit cette annonce à l'Académie de Nancy, feu M. Bagard, qui en étoit Membre, & Médecin de l'Hôpital Militaire, se servit de ces remedes avec grand succès dans l'Automne, qui fut sujette à beaucoup de fiévres intermittentes. Nous nous proposions de réitérer ces expériences en plus grand nombre; mais la nécessité d'en faire sur nos autres écorces, nous a engagé à nous borner à six pour celle-ci. Nous avons guéri par son secours trois fievres tierces, une quarte, une quotidienne & une double tierce. Les unes & les autres radicalement & sans récidive, ni accident quelconque. Nous pouvons ajouter ici à ces faits, le témoignage de feu M. Bagard, qui n'eſt pas équivoque; & celui d'un digne Paſteur de campagne, que ſa modeſtie nous défend de nommer, mais que ſon humanité décéleroit aſſez, & qui voit toujours réuſſir dans ſa Paroiſſe cette opiate qu'il compoſe lui-même.

Le Putiet eſt un arbre dont le port a beaucoup de reſſemblance avec le Cerifier. Ses fleurs ſont en grappes blanches, d'une odeur gracieuſe; ſes feuilles communiquent à l'eau & au lait dans leſquels on en a fait infuſer, un goût d'amande. La couche extérieure de ſon écorce doit être préférée pour les médicaments, étant moins ligneuſe & plus réſineuſe. Outre les qualités ſpécifiques de l'écorce de Putiet comme fébrifuge, elle eſt encore tonique & aſtringente.

Cet arbre croît ſpontanément en Lorraine, ſur les montagnes des Vôges, aux environs de Rembervil-ler, de Remiremont & de Plombieres. Il ſe cultive aiſément dans les jardins.

Une once d'écorce de Putiet, nous a donné avec l'eau, une décoction d'un jaune pâle, d'une odeur un peu forte, imitant celle d'amandes écraſées & celle de fleurs de Pêcher, d'une ſaveur amere, qui a produit par l'évaporation au bain de ſable, deux gros quarante grains d'extrait. On a retiré de cette même écorce avec l'eſprit de vin, aux mêmes proportions, cent-ſeize grains d'extrait réſineux.

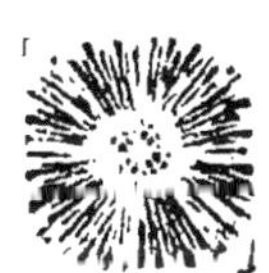

## § IV.

### Du Frêne.

*Fraxinus excelsior.* L. 1509.

*Fraxinus.* Dod. Pempt. 771.

*Ornus.* Boehm. Lipf. 287.

Nous avons déjà donné les raisons, qui nous engageoient à placer, dans ces Essais, les feuilles de Frêne au nombre des purgatifs de nos climats, propres à être mis en place du Séné. Nous ne sommes pas moins fondés à annoncer l'écorce, comme un excellent fébrifuge. Elle a déjà passé depuis longtems pour un Quinquina d'Europe. C'est ce qu'a tâché d'établir Christophe Helwig, Professeur de Médecine à Gripswald, dans un Mémoire publié en 1712, & intitulé du *Quinquina d'Europe.* Ce Médecin assure qu'il guérissoit les fievres intermittentes, avec deux ou trois gros d'écorce de Frêne réduite en poudre, & qu'il faisoit réitérer plusieurs fois. Ce remede, à ce qu'il prétend, ne lui a jamais manqué. Nous l'avons donné aussi, & nous avons eu plus d'une fois lieu de reconnoître la vérité de l'observation de Helwig. Nous l'avons employé de la maniere suivante : Après les remedes généraux, le fébricitant en prenoit deux gros récemment mis en poudre, dans une tassée de décoction de feuilles de Frêne, édulcorée avec un peu de miel ou de sucre. Nous l'avons réitéré toutes les quatre heures, pendant trois jours, hors les tems fébriles. Ensuite le malade n'en prenoit plus que deux fois ; savoir, une le matin, l'autre à cinq heures du soir, excepté pendant l'accès, durant trois à quatre jours seulement.

Nous

Nous sommes obligés d'avouer que sur douze des sujets qui en ont fait usage, il est quatre quartenaires que nous n'avons point guéris par son moyen, quoique nous ayons augmenté les proportions ordinaires de plus d'un tiers, & insisté sur leur administration pendant plus d'un mois. Trois de ces malades étoient d'une meilleure constitution que ceux que nous avons guéris. Nous avions préféré le Frêne à nos autres remedes, à cause de la facilité d'avoir dans le même végétal un fébrifuge & un cathartique uni. Nous avions doublé la dose des feuilles. Il s'en est suivi des évacuations, & les accès ne diminuoient point. Nous en sommes venu au Quinquina, pour deux qu'il a très-bien guéri. Un troisieme l'a été avec l'écorce de Prunellier; & le quatrieme est mort hydropique au bout de quatre mois, après des alternations de retour & de cessation de fievre, & après avoir été aussi plusieurs fois désenflé par l'effet de la poudre d'Esule.

Il ne nous reste plus qu'à donner ici l'analyse que nous avons faite de l'écorce de Frêne.

Nous avons retiré d'une once d'écorce grossierement pulvérisée, avec l'eau, une décoction d'une couleur de vin paillet, d'une saveur amere & âcre, qui, étant évaporée au bain marie a fourni trois gros d'extrait d'une consistance pilulaire, d'un goût fort acerbe. La même quantité d'écorce préparée avec l'esprit de vin a rendu une demi-once trente grains d'extrait, dans lequel nous avons remarqué de la résine pure, d'une belle couleur verte.

## § V.

### Du Prunier épineux ou Prunellier.

*Prunus spinosa.* L. 681.
*Prunus acacia germanica officinarum.* Crantz. A. 93.
*Acacia nostras officinarum.*

Pour ne rien laisser à desirer à l'histoire des fébrifuges propres au remplacement du Quinquina ; nous avons encore à exposer les propriétés de l'écorce du Prunier épineux. Nos épreuves à cet égard, quoique moins réitérées, n'en seront pas moins concluantes. On ne sauroit trop multiplier les ressources & les moyens, de guérir à peu de frais, les gens de la campagne.

Nous avons procédé ici, d'après les instructions que nous avons puisées dans un écrit de Jean-Jérôme Kniphof, Professeur en Médecine à Erfort, publié en 1747, intitulé : *Examen des Fébrifuges qui peuvent suppléer au Quinquina.* Comme l'écorce de Prunellier est placée là parmis les principaux antipyrétiques indigénes, il entroit dans notre plan de la soumettre à nos tentatives. Les quatre premieres écorces fébrifuges, dont nous venons de faire l'exposé, nous ayant absorbé beaucoup de fievreux, il ne nous a été possible d'éprouver celle-ci que sur quatre particuliers.

Le premier étoit un Manœuvre attaqué d'une fievre tierce. Après avoir pris le tartre stibié, entre le troisieme & le quatrieme accès, nous lui donnâmes, après le quatrieme, déjà diminué de violence, la décoction de deux gros d'écorce de Prunier épineux, pulvérisée, préparée comme le café ; ce qu'il réitéra à six heures du soir, & continua pendant quatre jours de suite. Le cinquieme accès ne fut qu'un ressentiment. Le sixieme n'eut pas lieu. Nous

nous sommes assurés qu'il n'y avoit pas eu de récidive.

Le second de nos malades est celui sur qui le Frêne avait manqué son effet; le remede précédent a tout dissipé en sept jours.

Un Vigneron, pris depuis huit jours d'une fievre quotidienne, dont le frisson se manifestoit communément vers les six heures du matin, nous fut adressé par son Curé, qui l'avoit purgé avec des pilules drastiques. Nous lui donnâmes cinq paquets d'écorce de Prunellier, réduite en poudre très-fine, d'un gros & demi chacun, à prendre chaque jour une dose délayée dans une cuillerée d'infusion de fleurs du même Prunier, une demi-heure avant l'accès, ce qui diminua insensiblement chaque paroxisme, au point qu'après la quatrieme prise, le malade n'en éprouva plus.

Enfin un pauvre Boucher de la ville, déjà fatigué d'un troisieme accès d'une fievre tierce qu'il venoit d'essuyer, vint implorer notre commisération. Nous le fîmes vomir avec la racine de Violette. Nous le purgeâmes avec la poudre d'Esule, de grand matin, & de maniere que l'effet en fut passé avant l'heure de son accès. Celui qui suivit fut encore considérable. Cet homme avoit une si forte horreur pour les liquides non spiritueux, qu'elle alloit presque de paire avec celle des hydrophobes. En conséquence nous le mîmes à l'usage de l'écorce de Prunellier, en forme de pilules avec un peu de miel commun, dont il prit un gros de six en six heures, pendant trois jours; ce qui emporta parfaitement cette fievre. Il prenoit par-dessus chaque prise une très-petite verrée de tisane de réglisse. Le cinquieme accès ne dura que deux heures, & fut le dernier. Les précédents avoient été de sept à huit heures.

Nous ajouterons à cet article que le bois, les feuilles, l'écorce & notamment les fruits du Prunier épineux, ont la réputation d'être stiptiques, dessicatifs, alexiteres & résolutifs ; que les anciens les mettoient en usage pour guérir la diarrhée, la dissenterie, le vomissement, les hémorragies, le calcul & l'esquinancie. La fleur est laxative, pectorale, antiscorbutique, recommandée contre les douleurs de côté dans la pleurésie. Elle est encore maintenant d'un grand usage en Allemagne. Les feuilles légérement torréfiées, remplacent très-bien, dit-on, le thé de la Chine.

M. Spielman pere, célébre Professeur en Médecine de Strasbourg, a composé une Dissertation intéressante sur cet arbre, qui est notre *Acacia*.

Nous avons obtenu d'une once d'écorce de Prunier épineux, bouillie dans l'eau, une décoction d'un beau rouge, d'une saveur astringente, sans odeur, qui étant évaporée au bain-marie, nous a donné trois gros & demi d'extrait d'une consistance pilulaire, & d'un goût fort acerbe. La même quantité de cette écorce, traitée avec l'esprit de vin, a rendu cinq scrupules moins quelques grains d'extrait.

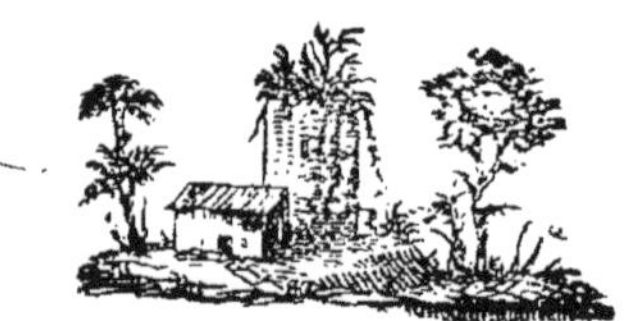

# AVERTISSEMENT

## POUR LA QUATRIEME PARTIE.

Après avoir ſatisfait autant qu'il a été en nous, aux trois problêmes propoſés dans le premier Programme de l'Académie, il nous reſte à faire part de quelques autres remedes nationaux, que nous ſavons avoir été ſubſtitués avec avantage à des exotiques auxquels ils ſont analogues. Quelques-uns ſont connus, & notre deſſein n'eſt point de les rappeller; d'autres le ſont moins. Il eſt un article enfin, que nous annonçons comme abſolument neuf. La découverte nous en appartient perſonnellement. Elle nous a coûté aſſez de peine, pour qu'on nous permette, au riſque même d'un peu de prolixité, de nous étendre davantage ſur cet objet, qui ne laiſſe pas d'ailleurs de préſenter quelques détails curieux, importants & utiles.

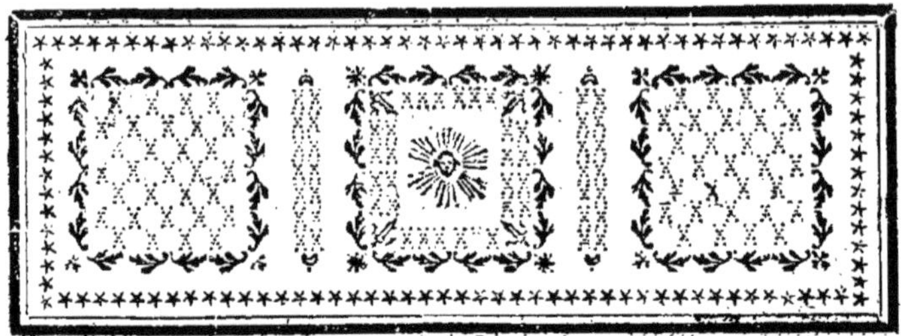

# NOTICE

## DE QUELQUES REMEDES PARTICULIERS INDIGÈNES.

## QUATRIEME PARTIE.

### § I.

### DES SEMENCES VERMIFUGES propres à remplacer le *Semen contra*.

1. Celles de Tanaisie.

*Tanacetum vulgare*. L. 1148.

DEPUIS longtems la semence de Tanaisie, se vend dans les Pharmacies de la Lorraine, pour le *Semen contra* véritable & éxotique, à raison de trente sols la livre; tandis que celui-ci coûte chez les Marchands droguistes & épiciers, cinq livres. Nous pouvons assurer, par l'expérience que nous en avons, que la semence de Tanaisie fait tout aussi bien la fonction d'anthelmintique. Enfin on ne s'est pas encore douté jusqu'à présent de la substitution qui eſt très-réelle, ni de la différence.... Nous ne citons aucune obſervation particuliere, parce que nous ſommes aſſurés que la moitié au moins des ſuccès vermifuges d'une année, dans toute cette province, & qu'on attribue au *Semen contra*, ne ſont dûs qu'aux ſemences de Tanaiſie.

2. Celles d'Aurone femelle.

*Santolina chamæcypariſſus.* L. 1179.

FEU M. Bagard, grand Médecin-Praticien de Nancy, Intendant du Jardin royal de Botanique, &c. préféroit la ſemence de ce végétal au *Semen contra* étranger. Auſſi en faiſoit-il cultiver une quantité conſidérable, uniquement pour en retirer la graine, qu'il employoit comme un anthelmintique puiſſant, aux mêmes doſes que le *Semen contra*.

3. A l'égard du ver ſolitaire, le remede de Madame Nouffer, publié par la bienfaiſance du Roi, en eſt un ſpécifique aſſuré. La racine de Fougere, connue depuis longtems comme vermifuge, en fait la baſe; l'un de nous, en a obſervé ſix fois le ſuccès le plus entier entre les mains de celle, qui en a vendu le ſecret au Roi; & l'on n'ignore pas dans l'Académie de Lyon, que feu M. Pouteau, qui en avoit fait l'acquiſition, avoit opéré des cures ſurprenantes avec ce ſpécifique.

## § II.

### De la racine de Polygala amer, employée comme antiphtisique.

*Polygala amara.* L. 987.

*Polygala amarella.* Crantz. Auſtr. 438.

*Polygala buxi minoris folio.* Vaill. Paris. 161.

Cette racine eſt connue en Allemagne comme un puiſſant antiphtiſique. Nous en avons ouï raconter tant de merveilles, que nous n'avons pas héſité à en faire venir de Strasbourg, où elle eſt fort uſitée, & à demander en même tems les inſtructions néceſſaires, ſur les circonſtances où elle convient; ſur la maniere de la préparer, & les doſes auxquelles il faut l'adminiſtrer. Voici la formule telle qu'un célebre Médecin de Strasbourg a eu la complaiſance de nous la communiquer.

℞. De la racine de Polygala amer, découpée menue, trois onces; faites la bouillir dans trois chopines d'eau, juſqu'à ce qu'il n'en reſte qu'une chopine & demie. Paſſez enſuite par un linge; ajoutez à cet décoction du ſirop d'Hiſſope & de Pavot blanc, de chacun une once. Cette quantité ſervira pour deux jours; le malade en prendra tiede, un gobelet à ſept heures du matin & autant à cinq heures du ſoir, ce qu'il faut continuer ainſi pendant ſix ſemaines, deux & trois mois.

C'eſt dans le premier degré de phtiſie que ce remede a les ſuccès les plus marqués; nous lui en avons vu même opérer dans le ſecond. Nous ne l'avons pas tenté dans les cas abſolument déſeſpérés. Douze poitrinaires de 25 à 35 ans, dont quatre jeunes filles ont pris ce remede. Nous croyons avoir dû à son opération le salut de dix d'entr'eux. L'ouverture de cadavre des deux autres, a démontrée l'incurabilité antérieure de plusieurs mois, à l'usage de notre remede. Les principaux symptômes de ceux qui se sont rétablis étoient le crachement de sang précédent, les douleurs latérales ou dorsales, la toux, l'oppression, des crachats de mauvaise qualité, un commencement de fievre lente, la maigreur, &c. Nous nous sommes bien trouvés dans les toux quinteuses & séches d'avoir allié le lait à partie égale de cette décoction. Quand les premieres voies n'ont apporté aucun obstacle à ce mélange, nous en avons toujours observé de très-bons effets, l'expectoration devient plus libre, les excrétions par les selles & par les urines, sont plus abondantes & plus réglées. L'appétit plus soutenu, le sommeil meilleur.... La fievre se dissipe & les forces reviennent. Telle est la gradation de rétablissement, que nous avons eu le plaisir d'observer chez quelques-uns, dans l'espace de trois mois au plus.

Les deux cures qui ont eu le droit de nous frapper davantage, sont celle-ci. Un jeune homme de vingt-cinq ans, après avoir craché le sang pendant un an, conservoit une toux séche & fréquente, rendoit difficilement des crachats salés, ne pouvoit se tenir droit, éprouvoit des douleurs dans les côtés & entre les deux épaules, avoit perdu le sommeil & l'appétit..... La sueur du matin étoit colliquative.... La diarrhée du même genre avoit existée. Le marasme commençoit à se manifester, & l'existence de la fievre hectique bien décidée, ne contribuoit pas peu à laisser au malade de bien foibles espérances. Il entendit parler de ce remede & de nos expériences, il nous le demanda. Nous nous intéressions vivement à son sort; il fut purgé avec un minoratif le 7 Février. Il commença l'usage du Polygala, selon la formule annoncée, dès le lendemain; le 24 du même mois, il avoit récupéré le sommeil & l'appétit; la sueur colliquative avoit cessé, la toux étoit considérablement diminuée, il expectoroit plus facilement. Enthousiasmé de ce changement avantageux, il alla continuer à la campagne le remede auquel il dût son salut. Il le prit ensuite pendant près de trois mois, coupé avec le lait. Ce jeune homme est aujourd'hui très-parfaitement rétabli; il ne lui reste qu'une légere toux, appanage ordinaire de ceux qui ont eu la poitrine affectée jusqu'à un certain point.

Un Dragon asthmatique & dont les accès de toux & d'oppression étoient énormes, avec une impossibilité totale de se coucher ni sur l'un ni sur l'autre côté.... expectoration très-difficile.... douleurs aigues... marasme.... n'étoit pas reconnoissable après un mois de cette décoction. Deux mois & demi après, il se couchoit à volonté & sans fatigue de l'un & de l'autre côté, ne toussoit que rarement, & rendoit avec facilité des crachats qui n'avoient plus la mauvaise apparence des premiers. Il commençoit à reprendre des forces & de l'embonpoint, lorsque des circonstances particulieres lui donnerent un autre Médecin, qui se proposoit d'insister sur un moyen qui avoit été si efficace.

Les Médecins de Vienne en Autriche, à ce qu'on nous a assuré, font quelquefois prendre cette racine de la maniere suivante contre la même maladie.

℞. De la racine de Polygala amer en poudre, & du sucre rosat de chacun un scrupule, à prendre tous les matins à jeun; on avale par-dessus un gobelet de la décoction suivante : faites bouillir dans une livre & demie d'eau, deux gros de la racine de Polygala amer découpée menue; ajoutez à cette décoction autant de lait, pour en prendre plusieurs fois par jour.

Cette racine fait partie des remedes simples contenus dans la Pharmacopée Suisse, de M. le Baron de Haller.

Nous avons analysé la racine de Polygala amer, ce qui nous a fait découvrir, que c'est dans son écorce, que réside la plus grande propriété qu'elle posséde.

M. le Chevalier de Linné distingue le Polygala amer d'avec le vulgaire, & en fait deux espéces individuelles. Nous croyons que le Polygala amer n'est qu'une variété du vulgaire. L'éditeur d'un choix de dissertations académiques de M. de Linné, est de notre sentiment. Au reste, les tentatives que nous avons faites avec la racine de Polygala vulgaire, ont tout aussi bien réussies qu'avec l'autre. Nous avons seulement remarqué que la racine de Polygala vulgaire, qui croît en Lorraine & en Franche-Comté, est beaucoup plus grêle, moins nourrie, que celle qui nous est venue par Strasbourg, des montagnes de Stirie, de Carinthie, d'Autriche & de Suisse.

Outre ses vertus antiphtisiques, cette racine est encore recommandée contre la pleurésie, la péripneumonie & les maladies qui affectent la poitrine. Nous nous sommes bien trouvés dans la phtisie commençante, de marier à l'usage de l'Apozême analeptique, préparé avec la racine de Polygala amer, une Opiate analeptique, composée de partie égale de quinquina & de conserve de roses rouges, liés avec le sirop de guimauve.

## § III.

### De la Belladone, contre le Cancer.

*Atropa Belladona.* L. 260.

*Belladona majoribus foliis & floribus.* T. 77.

*Solanum melanocerasus.* C. B. 166.

L'ON a découvert depuis quelque-tems que cette plante délétere, prise, à petite dose, en infusion, étoit propre à corriger le virus cancéreux, à lever les obstructions des glandes tuméfiées, & à déterger les ulcères carcinomateux. C'est à Alberti, Gataker, Bromfeld pere, MM. Coste & Lambergen, qu'on doit cette excellente découverte, & les observations qui viennent à son appui. Il y a encore à ce sujet une très-bonne thèse, soutenue aux Ecoles de Médecine de Paris, par M. Andry, il y a une dixaine d'années.

## § IV.

### De l'Agaric de Chêne, contre les Hémorragies.

*Boletus igniarius.* L. 1645.

*Agaricus pedis equini facie.* T. 562.

C'EST un champignon parasite, qu'il faut recueillir sur les arbres de haute-futaye les plus caducs & les plus antiques, principalement sur ceux qui ont l'écorce gerçée & ridée, parce que c'est entre ces gerçures & ces rides qu'il prend naissance. Le Chêne, le Bouleau, le Hêtre, l'Orme, le Charme, le Frêne, le Noyer, servent indistinctement de matrice à ce fungus. Divers essais ont semblé démontrer qu'il étoit indifférent d'employer pour l'usage chirurgical, l'Agaric cueilli sur le Hêtre, le Bouleau, ou le Chêne. Nous croyons cependant qu'il faut donner la préférence à celui qui croît sur le Chêne; l'astriction en sera toujours plus marquée.

C'est sur la fin de 1750, que M. Brossard, Chirurgien de la Châtre en Berry, annonça que la partie molle de cette substance étoit le meilleur astringent dont on pût se servir, & le seul capable de suppléer à la ligature qu'on est obligé de faire aux artères dans les amputations, & dans l'opération de l'anevrisme. Il est aussi d'un grand secours dans celles du cancer & de la taille latérale. Les essais qu'on en fit à l'Hôpital de la Charité, aux Invalides, & chez plusieurs particuliers, constaterent les avantages qu'on pouvoit retirer de son application. Les plus grands Chirurgiens du Royaume répéterent ces expériences avec de pareils succès. Ce furent principalement MM. de la Martiniere, Morand, Andouillé, Faget, Foubert & Boucquot le jeune. C'est alors que cette découverte fit pour ainsi dire époque en Chirurgie. On l'inséra dans les fastes de son Académie, & le Roi se hâta d'accorder une gratification & une pension à M. Brossard... Nous l'avons employé dans les saignements de nez opiniâtres, & qu'il étoit nécessaire de terminer. Il a toujours réussi à notre satisfaction, contre le sentiment de M. Chomel, qui prétend que ce stiptique, en occasionnant des irritations & des éternuements considérables, empêche la réunion du vaisseau ouvert, &c. inconvénient que nous n'avons pas rencontré.

Quoique cette découverte soit déjà ancienne, nous avons cru devoir la rappeller dans notre série des végétaux spontanés, dont l'usage est spécifique dans certains cas particuliers. Celui-ci méritoit bien de ne pas être oublié.

## § V.

### DU MEZÉREON ou BOIS GENTIL, comme Antivénérien.

*Daphne mezereum.* L. 509.

*Thymœlea laurifolio deciduo, sive laureola femina.* T. 595.

*Mezereum germanicum.* Lobel.

LA décoction suivante est singuliérement vantée par les Anglois, comme un remede efficace pour détruire les nodus vénériens ; & on assure qu'elle a réussi dans des cas où les mercuriaux administrés avec soin, tant à l'intérieur qu'à l'extérieur, n'avoient pas eu de succès.

℞. Racine de Mézéreon concassée ou réduite en poudre grossiere, trois onces ; de l'eau commune, six livres. Faites bouillir à petit feu & réduire aux deux tiers. Ajoutez sur la fin, demi-once de réglisse effilée, passée. La colature se prend à la dose de quatre onces trois fois par jour. *Voyez* la Pharmacopée de William Lewis.

## § VI.

### DES BULBES D'ORQUIS, propres à remplacer le Salep de Perse.

1. L'Orquis mâle.

*Orchis mascula.* L. 1333.
*Orchis morio mas.* C. B. 81.
*Satyrium mas.* Blackw. t. 53.

2. L'Orquis femelle.

*Orchis morio*. L. 1333.
*Orchis morio femina*. C. B. 81.
*Satyrium femina*. Blackw. t. 54.

3. L'Orquis tacheté.

*Orchis maculata*. L. 1335.
*Orchis palmata pratensis & montana maculata*. C. B. 85.
*Satyrium basilicum femina*. Dod. Pempt. 240.

4. L'Orquis à feuilles larges.

*Orchis latifolia*. L. 1334.
*Orchis palmata, pratensis, latifolia, longis calcaribus*. C. B. 85.
*Satyrium basilicum mas*. Dod. Pempt. 240.

5. L'Orquis militaire.

*Orchis militaris*. L. 1333.
*Orchis mas latifolia*. Fuchs. Hist. 551.
*Cynosorchis latifolia, hiante cucullo major & minor*. C. B. 675.

6. L'Orquis pyramidal.

*Orchis pyramidalis*. L. 1334.
*Orchis militaris, montana, spicâ rubente conglomerata*. T. 434.
*Cynosorchis tertius*. Dod. Pempt. 235.

Quoique les Bulbes de toutes les especes d'Orquis soient également propres à faire le Salep, nous croyons qu'il faut s'en tenir à ces six especes. Ce sont d'ailleurs les plus communes & les plus inodores; tandis qu'il y a d'autres especes dont l'odeur est forte, fétide, *hircine*, & par conséquent fort désagréable.

Tous nos prés, ainsi que nos collines & nos bois, sont couverts d'Orquis. Leur végétation se fait remarquer au commencement d'Avril. Ils fleurissent en Mai : c'est avant la fleuraison qu'il faut receuillir ces racines bulbeuses. La maniere de les convertir en Salep, ne consiste qu'à les étendre sur un plateau de fer-blanc, qu'il faut ensuite placer dans un four échauffé au degré nécessaire pour cuire le pain. On les y laissera six, huit ou dix minutes. Pendant ce tems elles perdront leur blancheur, & acquéreront une transparence égale à celle de la corne; alors il faut les retirer du four pour les mettre dans un lieu où elles puissent sécher & durcir.

Le Salep de Perse coûte à Paris vingt-six sols l'once, & la livre ne reviendra pas à vingt sols, si on prend la peine de le receuillir & de le préparer. Cette substance est une nourriture très-bonne, qui est propre à réparer les forces épuisées. On la conseille aux malades affectés de la poitrine; elle adoucit l'âcreté de la lymphe, est utile dans la phtisie & à la suite des dissenteries bilieuses.

## § VII.

### NOTICE DES PLANTES

*Qui ont été soumises aux expériences & aux observations de M. le Baron de Storck, premier Médecin de la Cour d'Allemagne.*

*En 1760.*

La Cigue.

*Conium maculatum*. L. 349.

*Cicuta*

*Cicuta major*. T. 306.
*Storckiana*. Buch. Loth. 106.

*En 1762.*

La Pomme épineuse.

*Datura stramonium*. L. 255.
*Stramonium fructu spinoso, oblongo*. T. 119.

La Jusquiame.

*Hyoscyamus niger*. L. 257.
*Hyoscyamus vulgaris vel niger*. C. B. 169.
*Apollinaris*. Cord.

Le Napel.

*Aconitum napellus*. L. 751.
*Aconitum cæruleum seu Napellus*. T. 425.
*Napellus*. Dod. Pempt. 442.

*En 1763.*

Le Colchique.

*Colchicum autumnale*. L. 485.
*Colchicum commune*. T. 348.
*Hermodactylus vulgo*. Cæsalp.

*En 1769.*

La Flammule.

*Clematis Flammula*. L. 766.
*Flammula*. Dod. Pempt. 404.
*Clematitis sive Flammula repens*. C. B. 300.

*En 1770.*

La Pulsatille noire.

*Anemone pratensis*. L. 762.
*Pulsatilla flore minore nigricante*. C. B. 177.

*En 1775.*

Le Dictam blanc.

*Dictamnus albus.* L. 548.
*Fraxinella.* T. 430.
*Natrix.* Plin.

## § VIII.

*PLANTES qui doivent entrer dans la Pharmacie de France, & qui ne sont point dans le Codex de Paris.*

### 1. LES CRESSONS DE ROCHES.

*Chrysosplenium oppositifolium.* L. 569.
*Chrysosplenium alternifolium.* Ejusd. 569.

Les Cressons dorés ou de roches peuvent être pris indifféremment en guise de thé. Ils sont apéritifs, béchiques; conviennent dans l'asthme, la toux, la jaunisse & les maladies cutanées.

### 2. LA BUSSEROLE.

*Arbutus uva ursi.* L. 566.

Les feuilles & les tiges prises en guise de thé ou en poudre, à la dose d'un gros, est un lithontriptique s'il en est un; nous en parlons d'après notre expérience.

### 3. LA SAPONAIRE.

*Saponaria officinalis.* L. 584.

M. Tissot met si souvent en usage la racine de Saponaire, que nous la croyons mériter une place dans la Pharmacopée de Paris. Elle doit être destinée particulierement contre les obstructions, les écrouelles, l'asthme, la cachexie & les fleurs blanches.

### 4. LA SALICAIRE.

*Lythrum Salicaria.* L. 640.

On fait usage des feuilles & des sommités fleuries de la Salicaire, depuis que M. de Haen, Médecin de Vienne, en a parlé dans son *Ratio medendi*, elles sont particulierement vantées contre les diarrhées, les dyssenteries épidémiques & opiniâtres, & contre les hémorragies. La Salicaire se prend en guise de thé.

### 5. L'ILLECEBRA.

*Sedum acre.* L. 619.

Ce végétal est connu des Chirurgiens Lorrains, d'après un Mémoire sur les cures opérées par son usage, par M. Marquet, Doyen des Médecins de Nancy. Ce n'est qu'à l'extérieur que ce *Sedum* doit être employé. Il est spécifique contre les ulcères, les tumeurs scrophuleuses, les loupes, le cancer, le *noli me tangere*, la gangrene, la gale répercutée, la teigne, le charbon & les abcès. On peut, quant à la maniere de s'en servir, consulter les ouvrages de M. Buchoz, qui cependant l'a un peu trop vanté dans ses collections.

### 6. L'ELIANTÉME.

*Cistus heliamhemum.* L. 744.

Personne avant M. Kramer, Médecin Militaire Allemand, n'avoit guéri des phtisiques en leur faisant prendre les fleurs & les feuilles d'Eliantéme, en infusion ou en décoction. C'est ce qui est arrivé à cet Auteur, à ce qu'il nous assure dans le commerce littéraire de Nuremberg, année 1735, semaine 3.

### 7. LA PASSERAGE SAUVAGE.

*Lepidium iberis*. L. 900.

Plusieurs papiers publics, ont annoncé cette plante comme un Lithontriptique assuré, dans les cas où les autres remedes, destinés à briser la pierre, ou à évacuer les graviers ont manqué leur effet. Ce sont des expériences que nous conseillons de réitérer avant d'y ajouter une foi bien entiere.

### 8. LES FEUILLES D'ORANGER.

*Citrus aurantium*. L. 1100.

Il y a quelques années que MM. Van-Swieten, de Haen, & autres Médecins d'Allemagne, publierent contre l'épilepsie, les convulsions, la danse de S. Wit l'usage des feuilles d'Oranger en poudre & en décoction. Il faut en continuer l'usage long-tems, la dose en poudre, est depuis demi-gros à un gros, dans quatre onces de décoction des mêmes feuilles, une ou deux fois le jour.

### 9. L'ONOPORDE.

*Onopordum acanthium*. L. 1153.

Jean-George Dolfus, Médecin, a fait insérer dans le commerce littéraire de Nuremberg, année 1742, n°. 35, une méthode sur l'emploi du suc de ce chardon, pour guérir les ulcères cancéreux.

10. LE RAIFORT AQUATIQUE.

*Sisymbrium amphibium aquaticum.* L. 917.

Un de nos amis, M. Didelot, Médecin & Chirurgien à Remiremont, surnommé le Tissot des Vôges, rapporte dans son *Avis sur la santé des gens de la campagne*, qu'il a mis en usage, d'après Forestus, la décoction de cette plante aquatique, contre les vers. Il assure que c'est un si puissant anthelmintique, qu'il a fait rendre par son moyen le *Tænia*, sur ce témoignage nous n'avons pas hésité de donner quelquefois ce remede dans des cas analogues, & nous l'avons souvent fait avec succès. La dose est une tasse matin & soir.

11. LES BOURGEONS DES PINS ET SAPINS SUIVANTS.

Le Pin Sauvage.

*Pinus Sylvestris.* L. 1418.

Le Pin cultivé.

*Pinus pinea.* L. 1419.

Le Sapin commun.

*Pinus abies.* L. 1421.

Le Sapin poissé.

*Pinus picea.* L. 1420.

Les Bourgeons de ces arbres dont on peut se servir indistinctement, forment un médicament qui est indiqué dans tous les cas où il faut dépurer le sang

& en émousser l'acrimonie. Il procure des excrétions par les pores de la peau, ou par les urines. Il est surtout recommandé dans le scorbut ; dans toutes les maladies des glandes & de la peau, dans la phtisie commençante, dans toutes les langueurs chroniques & contre les ulcères.

Ces Bourgeons doivent être ceuillis au printems & séchés à l'ombre : il faut les conserver dans un lieu sec. On s'en sert en décoction que l'on peut couper avec le lait, selon les circonstances.

### 12. L'Hépatique des bois.

*Asperula odorata.* L. 150.

Cette plante est cordiale, hépatique, tonique, aristolochique. On lui a encore découvert depuis peu la propriété de guérir la rage. Si elle a dans ce cas quelque succès, c'est apparemment comme diaphorétique.

### 13. La Racine de Christophoriane.

*Actæa spicata.* L. 722.

Quoique cette plante soit au nombre des déléteres, on a découvert depuis peu que sa racine est purgative comme celle de l'Ellebore. Extérieurement son usage est borné contre la gale & la vermine. Elle est encore exutoire.

### 14. Le Ricin commun.

*Ricinus communis.* L. 1430.

Les graines du Ricin suppléent parfaitement aux Pignons d'Inde, qui sont les fruits du *Croton tiglium.* L. 1426. Elles sont également purgatives &

anthelmintiques. On les a substituées dans des pilules purgatives, que M. Helvétius prescrivoit souvent, sans qu'elles ayent rallenti leur effet vermifuge & évacuatif. Cette substitution faite sous nos yeux, n'en a rien diminué.

Comme le Ricin vulgaire est facile à cultiver, que les Pignons d'Inde coûtent douze & quinze frans la livre; nous invitons les Economistes & les Curieux à multiplier ce végétal, qui est annuel dans nos climats. On tirera partie de la semence, dont on extrait une huile recommandée par M. Canvanne, Médecin Anglois. Il a composé à son sujet une dissertation très-étendue qui vient d'être traduite en françois, dans laquelle il prétend qu'elle est efficace dans les tempéraments bilieux & chauds, contre les constipations opiniâtres & la néphretique. Quoique ce Médecin Anglois assure que l'huile de Ricin tirée par expression est douce & adoucissante malgré l'âcreté de sa semence; nous croyons qu'il ne faut se servir de ce remede qu'avec précaution. Elle se prend intérieurement & on s'en sert en embrocation.

On lit dans les transactions philosophiques, que les feuilles de Ricin purgent abondamment par haut & par bas.

## 15. L'OEILLET D'INDE.

*Tagetes patula.* L. 1249.

M. Garden, Médecin à Charletown dans la Caroline méridionale, membre de plusieurs Sociétés savantes; & quelques Anglois ont donné la racine de cette plante dans un très-grand nombre de cas, & ne lui ont remarqué d'autres propriétés qu'une vertu purgative & vermifuge. Elle convient particulierement dans les fiévres continues vermineuſes. La doſe en poudre pour les adultes, eſt depuis un ſcrupule juſqu'à un gros; en infuſion de deux gros juſqu'à quatre, à prendre deux fois par jour. On peut l'allier à la racine de Serpentaire de Virginie, contre les fievres putrides vermineuſes & autres purgatifs, quand il ne s'agit que d'exciter des évacuations.

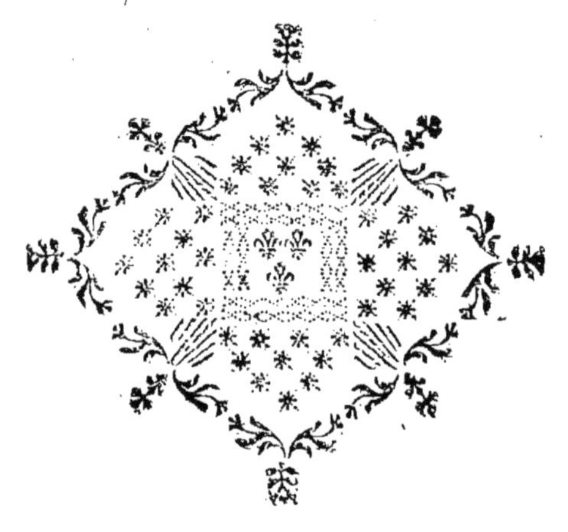

# DISSERTATION

*Sur la découverte de Racines indigénes, ſubſtituées de fait à la Salſepareille exotique.*

## CINQUIEME PARTIE.

NOUS devons au haſard, la connoiſſance de la plûpart des ſecours, qui guériſſent nos maladies, ou qui les rendent plus ſupportables. C'eſt lui ſurtout qui nous a découvert ces remedes ſimples & efficaces, que la nature bienfaiſante prépare dans ſon ſein, & qu'elle s'eſt plût à diſtribuer dans les différents climats, ſelon les divers genres de maladies auxquelles leurs habitants ſont les plus expoſés.

Une atmoſphère ſouvent froide & humide, l'inconſtance des ſaiſons, la vivacité des vents, la promptitude avec laquelle ils ſe ſuccédent, produiſent dans le climat où l'on a fait ces eſſais, des inégalités de tranſpiration, quelquefois même la ſuppreſſion de cette excrétion naturelle. De-là les douleurs vagues, les affections rhumatiſmales & tous les accidents tellement conſéquents à la répercuſſion; qu'on les diſſipe tous en rétabliſſant le cours de l'évacuation ſupprimée.

L'utilité des sudorifiques dans divers maladies chroniques, est confirmée par la plus haute antiquité, & il n'entroit dans notre plan que d'établir le rapport qui se trouve entre un remede propre à rappeller la transpiration, ou solliciter la sueur & les maladies conséquentes au climat que nous habitons.

La Salsepareille jouit depuis longtems de la plus grande réputation dans tous ces cas, & cette plante est en possession, depuis près de deux siécles, d'entrer dans presque toutes les formules, où l'on a dessein d'employer des diaphorétiques & des sudorifiques.

C'est dans la nouvelle Espagne, c'est aux grandes Indes, c'est dans la Virginie, qu'elle prend naissance. On nous en apporte encore de l'Isle d'Amboine, de la Chine, du Brésil, du Méxique, & de quelques autres parties de l'Amérique. C'est elle qui, depuis douze à quinze ans, a été remplacée dans toutes les Pharmacies d'une grande Ville, & d'une bonne partie de la Province, dont elle est la capitale, par d'autres racines qui croissent autour de son enceinte, que nous sommes parvenus à reconnoître, & dont nous ferons l'histoire, après avoir traité la notice relative à la Salsepareille exotique.

## § I.

Le genre de plantes, qui nous donne la Salsepareille est le même que celui, qui nous fournit la Squine ; c'est le *Smilax* du célébre Naturaliste du Nord, qui l'a rangé dans sa vingt-deuxieme classe, intitulée *Diœcie.* Ordre sixieme, contenant les héxandriques. Classe & Ordre qui ont pour caractere de porter des fleurs mâles & femelles, à six étamines sur des pieds différents.

Son nom individuel est *Smilax Sarzaparilla.* L.

Cette plante donne une racine sarmenteuse, longue, fléxible, pliante, cannelée & ridée. Elle aime les lieux humides & marécageux.

Monard, Lobel, Pena & Rumphius, ont fait graver la figure de la plante qui fournit la Salsepareille.

On estime sa racine, quand elle est grosse comme une plume, grise à l'extérieur, blanche avec deux raies rougeâtres à l'intérieur, facile a être fendue d'une saveur ligneuse, douceâtre, avec une légere astriction.

Elle fût apportée en Europe, pour la premiere fois, par les Espagnols, au commencement du seizieme siécle; les anciens Grecs & les Arabes, ne la connoissoient pas. Matthiole n'en dit qu'un mot dans son chapitre cent onzieme. Elle s'est vendue communément douze sols l'once chez les François & les Allemands, jusqu'en 1740. Depuis ce tems on trouve ce prix réduit, dans divers tarifs de drogues, à huit sols, & maintenant elles ne se vend plus dans les Boutiques, que de quatre à six sols.

La Salsepareille a eu ses apologistes : elle a même eû des enthousiastes. Mais comme tous les autres remedes, elle a aussi compté ses détracteurs ou au moins ses mécréants. Il est à propos de dire un mot des uns & des autres.

On attribue à cette racine des qualités éminentes contre les maladies cutanés, les limphatiques, la goutte, le rhumatisme, la sciatique, le scrophule, la paralisie; même contre la petite vérole & la rougeole. Plusieurs Écrivains prétendent que son usage continué, convient aux personnes grasses, pour diminuer le volume de leur grosseur.

Trincavel la préfére au guaiac, pour atténuer, & en fait mention comme d'un remede très-convenable pour résoudre les tumeurs dures & enkistées.

Scholzius en donnoit aux rachitiques.

Benevoli, à ceux qui étoient attaqués de la plique.

Monard qui pratiquoit la médecine à Séville, a publié des détails curieux & satisfaisants sur cette plante.

William-Fordyce, Chirurgien du troisieme Régiment des gardes à pieds de Sa Majesté Britannique, a fait des essais, pour reconnoître plus particulierement la vertu de cette racine, contre les maladies vénériennes; le résultat de ses expériences constate, à ce qu'il assure, son efficacité contre le virus vérolique.

L'illustre & savant M. Stoerck, premier Médecin de la Cour de Vienne, en a fait aussi d'analogues aux précédents.

Parmis ceux qui ont douté des propriétés de la Salsepareille; nous distinguerons principalement, le sentiment de l'habile commentateur & traducteur de la Pharmacopée de Londres, qui semble douter que cette racine, ait la vertu diaphorétique qu'on lui attribue; » ses principes paroissent peu actifs, dit-il, » le goût, ni les différents extraits qu'on en retire, » n'y font rien appercevoir, qui puisse favoriser l'o- » pinion, qui la fait regarder comme stimulante & » sudorifique. Si on a observé quelquefois, conti- » nue-t-il, que la transpiration, soit sensible, soit » insensible, augmentoit après l'usage de la décoction » de cette racine : l'eau seule pouvoit les avoir solli- » citées. (*a*) On sait en effet, que les boissons simples » & chaudes, facilitent souvent & déterminent même » les évacuations, qui se font par les pores de la » peau ; la Salsepareille paroît être seulement dé- » tersive. «

(*a*) Tome 1, page 307.

D'après ces idées, on ne doit pas être étonné de voir que notre racine n'entre dans aucune préparation du nouveau Dispensaire de Londres. Elle servoit dans l'ancien, à la confection du baume Polichreste, l'usage de ce simple est totalement tombé en discrédit n Angleterre.

Cartheuser, célébre Chimiste & Pharmacologiste Allemand, est étonné que les Médecins ayent mis cette racine peu active, au nombre des meilleurs sudorifiques, & qu'ils lui ayent attribué des vertus spécifiques & admirables, contre la vérole, la gale, & les autres affections qui proviennent du vice de la limphe & du sang; elle n'est en rien préférable selon lui, aux racines de Bardane, de Dent de Lion & autres semblables, si même elle ne leur est inférieure.

Plusieurs grands Médecins du dernier siécle, ont assurés que la décoction de Salsepareille, ne vaut pas mieux que l'eau d'orge.

Il est certain que cette racine a pû réunir plus de succès chez les Espagnols & les Américains, que dans nos pays plus froids, où les pores de la peau sont resserrés & moins disposés à laisser échapper la sueur. Mais sans pousser plus loin l'histoire de ces sentiments opposés, interrogeons l'analyse chimique, seul juge compétent en matiere semblable.

Gmelin, Gaertner & Neumann ont fait des épreuves sur la Salsepareille; ils ont obtenu d'une once de cette racine, trois gros d'extrait aqueux, salin, un peu amer. Ce dernier Chimiste a retiré d'un autre côté, un quart d'extrait spiritueux; tandis que Cartheuser dit n'avoir obtenu de la même quantité de cette racine; que deux gros d'extrait aqueux, & deux scrupules du spiritueux, qui étoit, dit-il, balsamique, mais un peu âcre, & qu'il soupçonne presque sans vertu, parce qu'on ne lui obſerve aucune ſaveur remarquable.

Nous avons répété ſur la Salſepareille les expériences précédentes ; nous avons obtenu à peu de choſe près les mêmes réſultats que Cartheuſer. Au reſte, ces parties extractives ſont en plus ou moindre quantité, relativement au climat, au tems de la récolte, à la deſſication & à la vétuſté de cette racine.

Autant fraîche qu'il eſt poſſible de ſe la procurer, elle a fournie environ un tiers de plus d'extrait aqueux. La même racine, gardée depuis plus de dix ans dans un magaſin un peu ſec, en a donné deux tiers de moins. Les proportions de Cartheuſer nous ont paru être les moyennes. Ce ſont, à quelques grains près, celles que nous avons obtenu de la même quantité de Salſepareille, telle que la vendent communément les Droguiſtes.

Sans diſcuter ici en enthouſiaſtes, ni en détracteur, la plus ou moins grande vertu de cette plante, il eſt conſtant, par l'uſage reçu en Médecine, qu'elle poſſéde éminemment la propriété de ſolliciter les excrétions aqueuſes à la ſuperficie du corps. Il eſt conſtant que lorſque ſon effet eſt moins marqué de cette maniere, elle a coutume, comme la plûpart des remedes de ce genre, de déterminer par les voies urinaires une évacuation plus abondante... à doſe moins conſidérable, elle peut remplir l'indication d'atténuer, de diviſer les humeurs... de-là ſes ſuccès, dans les cas d'obſtructions, dans les différents vices cutanés. Mais ces choſes ne ſont pas connues ſeulement des Médecins & des autres perſonnes de l'art. L'uſage quotidien ne permet preſque à qui que ce ſoit de les révoquer en doute. Paſſons ſur ces objets, pour raconter comment nous ſommes parvenus à reconnoître les plantes ſubſtituées avec ſuccès à celle-ci.

Depuis environ douze ans, un Herboriste très-entendu, associé à une femme également intelligente en cette partie, débitoit & vendoit dans notre Province une racine longue, rampante, revêtue d'une écorce noirâtre, brune ou rougeâtre, blanche en dedans, se fendant facilement, dont la grosseur excéde quelquefois la plume d'oye la plus forte, d'un goût ligneux, & légérement douceâtre; ils en faisoient de petits fagots, à l'imitation de la Salsepareille des Droguistes, & la commerçoit pour cette racine médicinale, avec laquelle la leur avoit beaucoup de ressemblance. La modicité du prix fit que les Apothicaires & les Marchands épiciers de cette Province s'en approvisionnerent. Car la Salsepareille exotique se vend de six à huit francs la livre; tandis que la livre de l'indigéne se donnoit depuis douze jusqu'à vingt-quatre sols; aussi en avoient-ils un débit considérable.

Curieux de connoître cette plante indigéne, qui sembloit si exactement remplacer la Salsepareille, nous fîmes divers tentatives auprès de ces Herboristes; leurs réponses simulées & spécieuses nous firent comprendre que nous attaquions un secret qu'on étoit résolu de ne pas exposer. Tantôt ils nous donnoient la plante en question pour le *Smilax*.... C'est lui qui produisoit la véritable Salsepareille.... Ils la cultivoient dans différents endroits.... Ils promettoient de nous les indiquer.... Ils nous en indiquoient effectivement.... Nous allions à la découverte, & nous ne trouvions jamais les objets annoncés.... Nous promîmes une récompense honnête.... Ce moyen n'eut pas plus de succès. Nous n'insistâmes pas davantage; nous comprîmes que le meilleur de leurs connoissances botaniques devoit en quelque sorte leur rester exclusif. Cependant notre curiosité, & l'envie de nous instruire, revendiquoient leurs droits ; nous tentâmes d'autres voies pour parvenir à notre découverte. Nous consultâmes l'énumération des végétaux qui croissent dans cette Province, pour tâcher de juger par analogie. En conséquence nous déracinâmes le petit Lys des Vallées, qui s'appelle Unefeuille, *Convallaria bifolia*. L. Le grand Liseron, *Convolvulus sepium*. L. Le Sarrazin des buissons, *Polygonum dumetorum*. L. &c. Toutes ces plantes furent soumises à nos spéculations & à l'examen ; mais leurs racines ne nous fournirent aucune apparence de Salsepareille nationale.

Dégoûté de ces recherches inutiles, dont nous abrégeons la nomenclature, nous essayâmes auprès de nos Herboristes de nouvelles propositions pécuniaires.... Pas plus de succès que les précédentes.... Nous poussâmes notre opiniâtreté en proportion de la leur.... L'objet de notre curiosité nous en fait un mérite. Il tend à la découverte d'une chose utile à la société.... Nous formâmes donc la résolution de vaincre les difficultés, de suivre de loin les démarches de nos Herboristes obstinés, & de nous assurer des lieux où ils recueilloient ces racines, & de la saison où ils en faisoient la récolte.

Nous parvînmes d'abord à reconnoître qu'ils recueilloient leur Salsepareille sur la fin de l'été, & pendant l'automne. Sur cette premiere indication, nous arrivâmes plus facilement à la seconde.

Nous les trouvâmes plusieurs fois qu'ils revenoient avec des hottes chargées de leur récolte. C'étoit toujours près des haies, des villages, des habitations ; quelquefois près de la riviere, des lacs, des étangs, des fossés & des lieux marécageux, que se bornoient leurs excursions.

Dès ce moment nous conçûmes le projet d'aller au

au printems suivant, mettre à contribution les plantes aquatiques, paluſtres, & celles des haies, parmi leſquelles nous comprîmes les Roſeaux, les Joncs, les Souchets & pluſieurs autres graminés.

Cette ſaiſon étant arrivée, bientôt toutes ces familles végétales furent miſes hors de terre. Déjà nous nous apperçûmes que pluſieurs Carets donnoient une racine fort traçante, qui ſe fendoit aiſément, blanche en dedans, ſtriée & griſe extérieurement, articulée, d'un goût ligneux, légérement douceâtre, ayant & poſſédant des principes pareils à ceux de la Salſeparcille étrangere & de la ſpontanée ; mais le port extérieure nous laiſſoit encore des doutes, & nous étions décidé à ne pas laiſſer ſubſiſter même les plus légers.

Ces Carets étoient d'ailleurs très-difficiles à arracher ; tandis que nous avions obſervé que nos Herboriſtes tiroient leur Salſepareille de terre avec facilité, & qu'en peu de tems ils s'en procuroient une grande quantité. Il fallut donc recourir à de nouveaux expédients.

Nous reprîmes nos projets d'herboriſations ; ils nous occuperent longtems, & nous prouverent enfin cette vérité ſi rebattue, & dont l'application n'eſt peut-être que trop rare dans les Sciences-Pratiques, que la nature ne retient ſes ſecrets qu'envers ceux qui ne s'opiniâtrent pas à l'interroger & à la connoître.

Ce n'eſt pas ſans raiſon que M. Valmont de Bomare a avancé qu'on apporte dans le commerce quelques autres eſpéces de racines, ſous le nom de Salſepareille, mais qui ſont réellement des racines d'autres plantes. Rien ne prouvera mieux ſon aſſertion que la découverte qui couronna notre conſtance.

Après bien des fatigues, des peines & des maux, nous reconnûmes enfin cette fauſſe Salſepareille,

G

digne en tout d'être substituée à la vraie, & qui n'est autre chose que la racine de Houblon.

La facilité avec laquelle on peut se procurer celle-ci, la médiocrité de son prix, sa popularité enfin, seroient-elles capables de diminuer la confiance qu'elle a méritée par des succès suivis, & qu'augmenteroit peut-être la réserve mystérieuse de nos Herboristes.

Le Houblon étant très-connu, passons à l'histoire de la Persicaire amphibie.

## § II.

DANS plusieurs fagots de cette Salsepareille nationale, nous découvrîmes encore une racine moins ligneuse, moins grosse, qui devoit appartenir à une autre plante qu'au Houblon ; nous voulûmes aussi complettement la connoître. Par d'ultérieures recherches, nous trouvâmes que c'étoit la racine de la Persicaire amphibie.

Cette plante, dont la racine peut remplacer avec sécurité & même avec avantage la Salsepareille exotique, est une plante qui croît familiérement dans la plus grande partie de l'Europe. Elle habite communément le bord des rivieres, des lacs, des étangs, les saulsayes. Elle est de la huitieme classe du systême sexuel de M. le Chevalier de Linné, qui l'a nommée octandrie ; ordre troisieme, *trigynie*.

Elle est vivace.

Sa fleur est petite, ordinairement rouge, quelquefois mais rarement blanche, luisante, à péduncule, ayant cinq étamines, un pistil fourchu ; leur aggrégation forme des épis forts, cilindriques & serrés, imitants ceux de la Bistorte, sortants des aisselles des feuilles, qui se trouvent à la tige ; cette fleur est monopétale, colorée intérieurement, découpée en cinq segments ovales, obtus, concaves, droits; ce pétale sert de calice & ensuite de capsule ou d'enveloppe à la semence. Quand elle vient en terre ferme, les épis sont beaucoup plus petits, pâles & recourbées; ne produit des épis & des fleurs que rarement.

Le fruit contient une graine dure, menue, ovale, plate, pointue, lisse, noire, nue, lenticulaire & triangulaire.

La stipule est pétiolée, ventrue & membraneuse.

La bractée colorée, en forme de petites écailles.

La tige est rampante sur l'eau, & droite à terre, haute d'un demi-pied ou environ, ronde, verdâtre, creuse, glabre, genouillée & souvent rameuse.

La feuille est lanceolée, ovale, petiolée, alterne, dentelée en scie, avec des glandes vésiculaires des deux côtés; elle est acide étant jeune & insipide en automne; ces feuilles sont quelquefois tachetées.

Cette plante hors de l'eau, subit une métamorphose si grande, qu'elle devient absolument méconnoissable; le changement qui en résulte, en impose aux plus habiles Botanistes; on ne la prendroit jamais comme variété sortie de la Persicaire amphibie flottante, néanmoins rien de si naturel que ce travestissement, qui est occasionné lorsque les chaleurs d'été dessséchant les rivieres, les lacs, les étangs, les ruisseaux, obligent cette plante à se nourrir des sucs terrestres, alors ces surgeons radicaux croissant & se multipliant aisément, poussent des tiges avec des feuilles entiérement dissemblables de l'aquatique.

Le port de la Persicaire amphibie terrestre imite assez celui de la Persicaire vulgaire, ses feuilles ressemblent parfaitement à celles du Saule, les étamines des fleurs extrêmement longues; c'est celle qui peut aussi nous fournir abondamment la racine de Salsepareille indigéne.

Les feuilles de la flottante ont beaucoup d'affinité avec celles de la Scolopendre, c'est pourquoi que Cordus la nomme *Phyllitis*. Les étamines de ces fleurs sont courtes, c'est à M. Jacquin, célébre Professeur de Botanique à Vienne en Autriche, à qui nous devons cette remarque sur la différence des étamines.

La racine est articulée, un peu fibreuse, extrêmement rampante, exterranée ou émergeante, nombreuse, assez tendre au Printems, séche & plus ligneuse en Automne; son écorce est d'un brun noirâtre à l'extérieur & rougeâtre en dedans, le cœur interne est blanc, se fendant & se brisant aisément, d'une saveur douceâtre presque insipide; présentant enfin une espéce de similitude avec la Salsepareille exotique.

Comme jusqu'apréfent la médecine a tirée peu de secours de cette Persicaire, que sa racine y est entiérement ignorée, nous croyons qu'il est nécessaire de rapporter actuellement, les vertus & propriétés de la Persicaire vulgaire, avec qui elle a beaucoup d'analogie.

La Persicaire vulgaire passe pour être vulnéraire, détersive, astringente, stiptique, rafraîchissante, apéritive, résolutive, incisive, attenuante, discussive & fébrifuge. On l'a employée contre la jaunisse, le scorbut, l'asthme, la goutte vagüe, les rhumatismes, le cours-de-ventre, la dyssenterie, particuliérement lorsqu'on a soupçonné quelques ulcères dans les intestins, les hémorragies, le flux des hémorroïdes, celui des menstrues, la leucorrhée, la suppression d'urine, la gangrêne, les maladies cutanées; on lui attribue de purifier le sang.

Boyle & Baglivi la regardent comme un ſpécifique propre à chaſſer le calcul, & guérir la néphrétique; le premier dit avoir vu un Anglois attaqué de calcul, ſes avoir tous rejettés, par le moyen de l'uſage de la Perſicaire & de ſon ſuc. Il aſſure encore que la néphrétique, ne réſiſte pas non plus en prenant de cette plante pilée & macérée dans ſon eau diſtillée.

Quelques Auteurs la recommande encore comme un médicament excellent contre les obſtructions des hypocondres, du meſentere, du foie, de la rate, du poumon & des autres viſcères.

Riviere atteſte que le ſuc de Perſicaire, avec celui de grande Joubarbe, à partie égale, cuits juſqu'à la réduction d'un tiers, guériſſent toutes ſortes de flux, quelqu'invétérés qu'ils ſoient.

L'eau diſtillée de Perſicaire, donnée avec le Mercure doux, eſt un puiſſant anthelminthique, ſuivant Hermann, & en même tems un médicament propre à diſſoudre les pierres, chaſſer les calculs & les graviers, on peut alors l'édulcorer avec le ſirop de guimauve.

Le même Ecrivain preſcrit encore la biere ſuivante comme un grand déſobſtructif.

Prenez une poignée de feuilles & ſommités de Perſicaire vulgaire.

Deux onces de gros Raiſins ſecs.

Faites les bouillir dans une quantité ſuffiſante d'eau.

On trouve à l'article Perſicaire de la matiere médicale de M. Geoffroi, la formule d'un bouillon médicamenteux, dont cette plante fait la baſe, & qu'il faut preſcrire, diſent les Continuateurs de ce livre; contre la gale, les dartres, la teigne, les démangeaiſons & dans tous les vices de la peau, provenant de l'épaiſſiſſement & de l'âcreté de la limphe; outre cette formule, il y en a encore deux autres, dont la

Persicaire est le principal relief; la premiere, est une fomentation contre la gangrêne; & la seconde, une tisane, dont il faut user, dans le dévoyement & la dyssenterie.

A l'extérieur, on regarde la Persicaire comme un grand résolutif, un puissant traumatique & un mondificatif par excellence; aussi les anciens en faisoient appliquer sur les tumeurs qu'elle dissolvoit, sur les plaies qu'elle amenoit à une heureuse cicatrice, & sur les ulcères sordides, qu'elle avoit la propriété de mondifier.

Schwencfelds la vante spécialement contre les duretés, les tumeurs & les écorchures anciennes.

M. de Tournefort a célébré en 1703, dans les Mémoires de l'Académie Royale des Sciences de Paris, les vertus de la Persicaire vulgaire contre la gangrêne.

Elle guérit, dit-on, les fistules, les cloux, les verrues & les inflammations.

On prétend encore qu'étant broyée, saupoudrée de sel & appliquée entre deux linges sur le front, en forme de bandeau, elle soulage le mal de tête.

Van-Helmont, Fonseca, Marcus, Schmuck, Crollius & Riviere, ont attribués à la Persicaire une propriété magnétique, avec laquelle ils prétendoient guérir les plaies & les ulcères; ils se vantoient même qu'avec ce végétal merveilleux, ils étoient maîtres de transplanter les maladies.

Son suc, mis dans les dents creuses, en chasse les douleurs. Dieudonné & d'autres se guérissoient des maux de dents, en mâchant simplement de cette herbe.

Paracelse a fait un chapitre très-étendu & fort considérable sur les vertus admirables de la Persicaire;

il l'appelle Mercure terreſtre & la confond avec la Curage.

Nous avons même tout lieu de ſoupçonner, que ce peut être d'après cet Auteur, que l'un de nos Herboriſtes, Chevreuſe, qui aimoit à lire les anciens, aura pris l'idée d'employer la Perſicaire amphibie & le Houblon. La reſſemblance de leurs racines avec la Salſepareille ordinaire, les propriétés antivénériennes, que les anciens leurs attribuent, l'auront vraiſemblablement déterminé à les ſubſtituer à cette racine exotique.

Pour abréger, nous paſſons ſous ſilence l'uſage économique de la Perſicaire.

Voici les produits qu'on en retire par l'analyſe.

La Perſicaire, ſelon le témoignage de M. de Tournefort, donne beaucoup d'huile, de l'acide & de la terre avec un peu de ſel volatil pénétrant & concret; il a auſſi remarqué que cette plante rougiſſoit aſſez le papier bleu; ce qui lui fait ſoupçonner, que ſon ſel approche de la nature du ſel armoniac, & qu'il eſt chargé d'une grande quantité de terre jointe avec un peu de ſoufre.

Quoique ce langage chimique ſoit ſuranné, nous n'en reſpectons pas moins ſon illuſtre Auteur.

Rien de moins concordant que les ſentiments des Ecrivains ſur la ſaveur de la Perſicaire.

Céſalpin trouvoit la Perſicaire acerbe. Fuchſius aſſure qu'elle eſt d'une ſaveur très-aſtringente. Tragus & Lobel atteſtent qu'elle eſt aigrelette. Tournefort dit qu'elle contient un peu d'aſtriction. Kramer prétend qu'elle eſt inſipide. Et Vogel ſoutient qu'elle eſt douée d'une ſaveur douce, nitreuſe, acide & aſtringente. Ne faut-il pas attribuer cette diverſité de goût, à la différence des ſaiſons, des climats & peut-être un peu à la négligence avec laquelle les observateurs font la plûpart de leurs expériences.

Exposons maintenant le résultat des procédés que nous avons mis en usage. Les manipulations en ont été pratiquées sous tous les aspects possibles, pour extraire les parties contenues dans nos Salsepareilles indigénes.

## § III.

### EXTRAIT *aqueux des racines de Houblon.*

NOUS avons pesés quatre onces de Salsepareille nationale *Lupuline*, receuillie en automne, séchée, hachée, & découpée menue, que nous avons fait bouillir à quatre reprises différentes, dans une pinte d'eau chaque fois, pour en retirer toute la partie gommeuse. Les deux premieres décoctions étoient d'un rouge clair. La troisieme d'un rouge foncé, & la quatrieme très-peu chargée. Nous avons mêlé ces quatre décoctions, après avoir été filtrées par le papier gris, ensuite fait évaporer à un feu de sable exact & bien ménagé. Nous avons obtenu une once d'extrait d'un beau rouge noirâtre, d'une saveur d'abord douceâtre, ensuite un peu âcre, & en tout semblable à celle de la Salsepareille exotique.

### EXTRAIT RÉSINEUX.

NOUS avons pris une once de la même racine grossierement pulvérisée, nous l'avons mis en infusion pendant plusieurs jours dans une livre d'esprit de vin, il en est résulté une teinture d'un beau rouge, qui étant filtrée par le papier joseph & soumise à l'évaporation, selon la maniere accoutumée, nous a procurée deux gros & demi d'extrait résineux, d'une acrimonie ou astriction plus manifeste que l'extrait précédent, ayant d'ailleurs une certaine affinité avec le Cachou purifié.

### *EXTRAIT GUMMO-RÉSINEUX.*

NOUS avons soumis deux onces de cette racine en poudre grossiere, à une légere ébullition, qui a été repété à deux différentes fois, avec une chopine de bon vin blanc pour chacune. Nous avons retiré de cette manipulation sept gros & quelques grains d'extrait d'une très-bonne qualité.

Nous avons repété les mêmes extractions sur la racine de Persicaire amphibie, qui est beaucoup plus mucilagineuse que la précédente. Aussi nous avons obtenu $\frac{1}{8}$ de plus d'extrait gommeux: $\frac{1}{6}$ de moins du résineux, & l'autre à proportion.

Ces opérations démontrent que nos Salsepareilles nationales, contiennent presque moitié d'une substance gummo-résineuse. Elles réussissent très-bien dans les circonstances, où les Médecins employent des remédes analogues.

Nous avons fait usage de ces extraits, ils ont eû un succès étonnant contre les écoulements invétérés, gonorrhoïques & leucorrhoïques, sous la forme de pilules du poids de cinq grains chacune; les malades en prenoient trois pour la dose, le matin à jeun, & autant le soir en se couchant, avalant par-dessus une tasse de forte décoction des mêmes racines; (nous préférons à cet usage celle de la Persicaire amphibie,) édulcorée avec un peu de sucre. Il faut continuer ces remedes de la sorte pendant quelques tems, suivant les circonstances, le tempérament du malade, & la diuternité ou l'intensité de la maladie.

Voici la composition de ces pilules astringentes & toniques :

Prenez de l'extrait aqueux ou gummo-résineux de Salsepareille indigéne, quatre gros.

Faites-en une masse pilulaire, avec quantité suffisante de poudre préparée avec égale partie de cette même racine & de gomme de guaiac, pour en former, suivant l'art, des pilules de cinq à six grains, saupoudrées de reglisse.

Nous avons réitéré ces expériences sur des mêmes racines recueillies au Printems, nouvellement séchées; nous avons obtenu les trois extraits comme ci-dessus, en plus grande quantité & plus âcre.

Quant aux vertus de ces racines, prises en décoction ou en tisanne nous osons protester avec toute la candeur, que l'intérêt de l'humanité exige d'un homme de l'art, qui avance une semblable assertion. Nous osons donc assurer que nous l'avons vu réussir dans tous les cas de dartres, de gales opiniâtres & autres maladies cutanées; qu'étant substituées en Lorraine & surtout à Nancy, depuis longtems à la Salsepareille étrangere, elles ont opérées des effets que l'on attendroit peut-être inutilement de cette derniere racine; & qu'il n'est aucun de ceux qu'on attribue & qu'on reconnoît à la Salsepareille que celles-ci n'ayent opérées sous les yeux des Médecins qui l'ont prescrit, & que l'identité des succès n'a jamais engagé à se douter de cette substitution.

Il n'est pas inutile, je crois, d'ajouter ici quelques mots sur la différence qui distingue la Persicaire qui fait un des objets de ce Mémoire, d'avec la Persicaire vulgaire, & surtout d'avec la Curage, (autre végétal du même genre) avec laquelle elle a été souvent, & on ne peut pas plus mal à propos confondu.

La ressemblance qu'ont les unes & les autres de ces

plantes avec les feuilles de Pêchers, leur ont fait donner le nom de Perſicaire; mais la vulgaire differe de la nôtre, principalement en ce qu'elle eſt annuelle, tandis que l'autre eſt vivace; que cette premiere fleurit abondamment ſur la fin de l'été & en automne, au lieu qu'il eſt très-rare de voir la Perſicaire amphibie terreſtre en fleurs, & ces feuilles reſſemblent davantage à celles du Saúle.

La Perſicaire âcre ou Curage en différe en ce que l'épi de ſes fleurs eſt plus grêle, que ſes feuilles ſont toujours immaculées, d'une ſaveur âcre & brûlante.

On paſſe volontiers aux anciens de les avoir ſouvent confondues; mais on doit être moins indulgent envers un Auteur moderne connu par le grand nombre de ſes productions, qui ſemble ne faire de ces deux mots Perſicaire & Curage, qu'un ſeul & même individu. Il eſt vrai que dans un autre de ſes ouvrages, le même Ecrivain en fait deux articles diſtincts & ſéparés. Une telle inconſéquence, un pareil défaut d'exactitude peut avoir les ſuites les plus funeſtes, ſurtout quand il eſt queſtion de plantes uſuelles.

Ces fautes des Botaniſtes en occaſionnent d'autres plus eſſentielles. Les Pharmacologiſtes confondent les objets & il arrive de-là, qu'attribuant aux unes les propriétés des autres, on tombe après dans des épreuves infidéles, dans une incertitude qui ne tourne qu'au déſavantage de l'art & de l'humanité.

Heureux ces eſſais, s'ils peuvent contribuer en quelque choſe à groſſir la ſomme de nos reſſources médicales, dont les gens inſtruits accuſent tous les jours la ſtérile ſurabondance. Nous oſons nous flatter qu'en ſuivant une méthode ſemblable à celle que nous avons crû devoir employer, on procéderoit plus lentement ſans doute; mais auſſi avec plus de certitude & de ſécurité.

Au lieu d'annoncer avec emphase vingt remedes nouveaux, toujours exotiques & toujours très-couteux, on constateroit l'efficacité d'un seul par des recherches & des épreuves décisives. On parviendroit peut-être enfin à substituer aux premiers des substances qui croissent à notre portée, & dans la même atmosphere que nous, seroient bien moins sujettes aux sophistications de tout genre, que nécessitent la longueur des distances & l'avidité des commerçants. N'est-il pas probable d'ailleurs, qu'elles auroient bien plus d'analogie avec nos humeurs ?

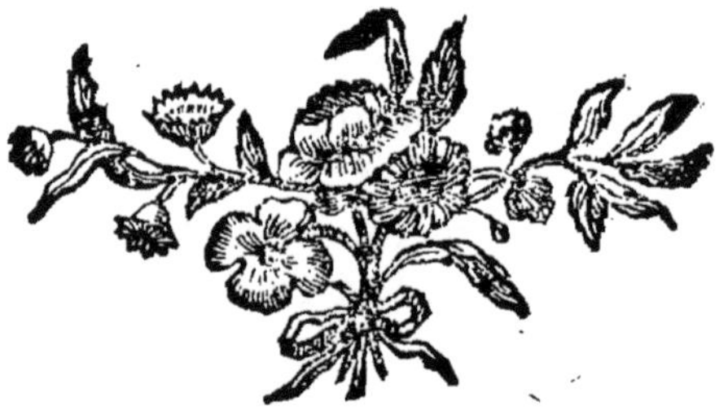

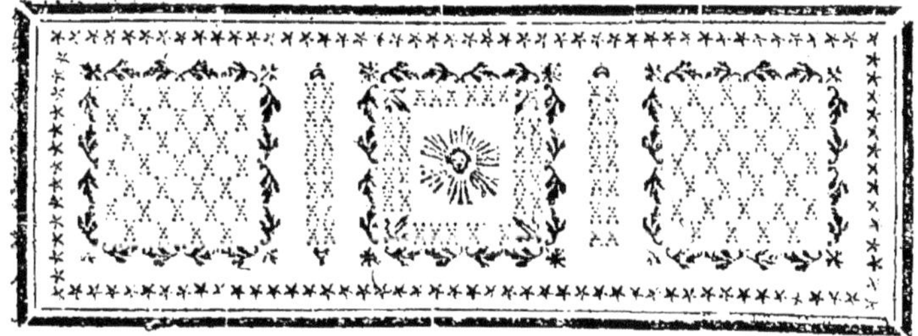

# ADDITIONS

FAITES DEPUIS LE JUGEMENT DE L'ACADÉMIE.

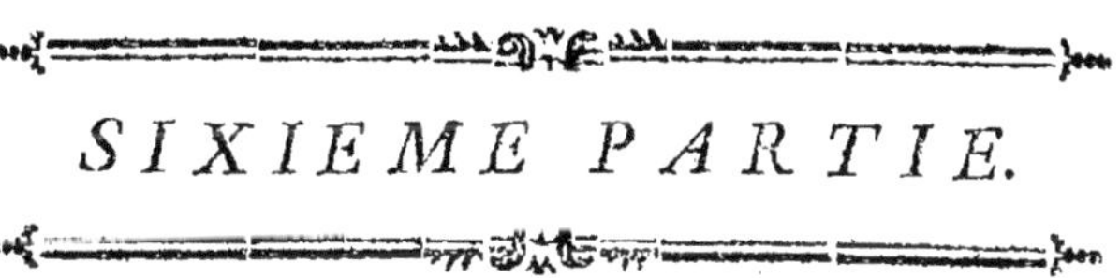

## *SIXIEME PARTIE.*

### § I.

### DE L'ARNICA OU DORONIC D'ALLEMAGNE.

*Arnica montana.* L. 1245.

*Alisma.* Matth. & Diosc. 934.

*Doronicum plantaginis folio alterum.* T. 487.

LES matieres médicales font mention de bien des propriétés qu'elles attribuent à cette plante. On sait assez, pour peu qu'on ait jetté les yeux sur les Auteurs de ces Traités, qu'il est très-peu de simples, dont les vertus réelles ou supposées ne forment une très-grande liste. Entre toutes celles que les anciens ont donnés à l'Arnica, ils n'avoient pas fait mention de la propriété de guérir facilement les fievres putrides, les fievres intermittentes, les paralisies, les dyssenteries... les engorgements, les obstructions... M. Collin, Médecin Conseiller Impérial & Royal à la Régence de la Basse-Autriche, a publié dernierement à Vienne un Traité *ex professo* sur cette matiere. L'Académie qui a couronné notre ouvrage, a arrêté, sur le rapport de ses Commissaires, qu'il seroit donné, en son nom, de justes éloges à celui de M. Collin, qui l'avoit présenté au Concours : la Société même a témoigné publiquement ses regrets de ce que cet ouvrage, bien digne des lauriers académiques, n'avoit pas été soumis aux formes prescrites, pour être admis à concourir.

Nous n'avons pas encore eu le tems de nous procurer le mémoire de M. Collin, ni de répéter ses expériences. Mais le suffrage de l'illustre Académie qui nous les a fait connoître, nous engage à revenir en quelque maniere sur nos pas, & à nous mettre dans le cas de juger par nous-même, le plus ou moins de confiance que ce remede mérite. Nous y avions déjà été invités, il y a quelques années, par le savant Rédacteur de la gazette salutaire de Bouillon, qui nous mandoit en avoir éprouvé lui-même les bons effets.... Les Médecins Allemands qui en ont suivis l'administration avec plus d'exactitude & plus de constance que les nôtres, font grand cas de cette plante. Nous sommes bien éloignés de partager l'indifférence des nôtres, & de vouer l'Arnica à l'oubli. Mais serons-nous assez heureux pour partager, après les épreuves que nous nous proposons, l'enthousiasme soutenu par quelques Médecins Germaniques ? Nous le désirons ardemment pour le bien de l'humanité. Cependant nos lecteurs ne se dissimuleront pas plus que nous, que les vœux à cet égard surpassent les espérances. Ce simple en effet, si nous nous en rapportons à M. Collin, a dissipé les engorgements des différents viscères du bas-ventre. Il a disposé sans trouble à des évacuations que M. Collin a su procurer, lorsqu'il en a été tems. Son action est douce.... Elle ne se fait pas à la maniere des autres fondants.... Elle ne porte aucune atteinte à la consistance des humeurs saines.... Son efficacité semble ne s'attacher qu'aux humeurs peccantes & viciées, &c. Belles promesses sans doute, mais n'hésitons pas de le dire, trop belles pour être justifiées! Eh! si nous pouvions supposer dans les remedes qu'on nomme *altérants*, ce degré d'intelligence, qui portât constamment leur action sur l'humeur *peccante*, en respectant les autres, la médecine moderne, si sagement réservée sur leur prescription, ne leur rendroit-elle pas bien-tôt avec usure, la confiance dont elle semble plus économe à leur égard ?

Indépendamment des éloges que le savant Cartheuser a donné au Doronic, MM. Alberti, Buchner & Meismer doivent être comptés au nombre des plus grands panégyristes de cette plante. Le D. Michel Alberti a écrit sur elle une dissertation latine qui lui paroît très-favorable. Mais dans l'histoire que ce Médecin fait d'une maladie chronique & compliquée, qu'il dit avoir guéri par son moyen, il cite un trop grand nombre d'autres remedes donnés en concurrence, pour qu'on puisse, sans prévention, attribuer à celui-ci la gloire exclusive de la cure.

Ce sont les feuilles, les fleurs & les racines d'Arnica que M. Collin met en usage. Les fleurs se prescrivent en infusion, en extrait, en opiate. L'infusion se prépare avec une once de fleurs, pour une pinte d'eau. On l'édulcore avec un sirop approprié, & elle se donne par verrées de deux heures en deux heures, pendant un, deux ou trois jours. L'extrait préparé à la maniere ordinaire, se donne depuis un jusqu'à quatre gros en vingt-quatre heures, délayé dans quelque eau distillée. L'opiate est une préparation des fleurs d'Arnica en poudre, incorporée avec une suffisante quantité de miel ou de sirop. La dose en est depuis trois jusqu'à neuf gros, pendant quarante-huit heures.

C'est surtout, comme nous l'avons dit, dans les fievres putrides, dans les intermittentes dégénérées, dans les paralisies & les dyssenteries, dans les engorgements, les obstructions.... que M. Collin a fait usage de l'Arnica. Les cas d'épidémies sont ceux où il raconte en avoir éprouvé les plus grands succès, & cela sur des milliers de Soldats confiés à ses soins à l'hôpital de Pazmann.

L'écrit de M. Collin est intitulé: *Henr. Jos. Collin, &c. Arnicæ in febribus & aliis morbis putridis vires. VINDOBONÆ. Apud Græffer.* 1775.

## § II.

## DE LA DOUCE-AMERE ou Morelle grimpante.

*Solanum Dulcamara.* L. 264.

*Amara dulcis.* Tabern. 1290.

LE célébre Pline du Nord, M. le Chevalier de Linné, est un des premiers Auteurs modernes, qui ait conseillé l'usage interne de cette plante, qui avoit déjà été connu des anciens Médecins. Celui qui paroît s'en être occupé parmi nous, avec le plus de soin & de succès, est M. Razoux, Médecin de Nîmes, bien connu de ses Confreres par d'excellentes observations sur différents points de pratique. Il a consigné l'une des plus importantes dans une lettre adressée

adressée à ce sujet à M. Bourdelin, pour être communiquée à l'Académie Royale des Sciences, dont M. Razoux est un des correspondants. Il y raconte les détails d'une maladie longue & difficile, accompagnée des signes du scorbut le plus décidé, & au traitement de laquelle il avoit employé cette Morelle avec la plus grande constance, on diroit presque avec opiniâtreté. Mais elle fût suivie de la réussite la plus complette, & d'une guérison si solide que, plusieurs années après, l'observateur racontoit dans le Journal de Médecine, que cette personne s'étoit mariée depuis deux ans & avoit mis au jour un enfant sain & bien constitué. Nous aurions copié ici avec plaisir cette lettre de M. Razoux, qui est très-intéressante. Mais elle trouvera mieux sa place dans un ouvrage complet sur cette matiere, que dans des essais que nous craignons déjà de trop grossir. D'ailleurs l'Académie des Sciences l'a insérée dans ses Mémoires pour l'année 1761. M. Razoux l'a rappellée dans ses Tables Nosologiques qui sont entre les mains de tous les Médecins. On en trouve encore une autre du même Auteur dans le Journal de Médecine du mois de Mars 1765. Dès 1742 Barthelemi Schobinger avoit imprimé à Heidelberg une bonne dissertation sur les vertus de ce végétal pris à l'intérieur. M. de Sauvage en faisoit grand cas. Il en avoit tenté l'usage d'après ce qu'en dit M. de Linné dans son ouvrage intitulé *Obstacula Medicinæ*.

Enfin dans ces derniers tems les essais en ont été encore plus multipliés. M. de Linné, dans une Thése soutenue, il y a trois ou quatre ans, à Upsal, sous sa présidence, proposoit l'extrait de Dulcamara, tandis qu'il n'avoit été jusques-là guéres question que de la décoction. M. Durande, Médecin de Dijon & Professeur de Botanique en cette Ville a fait dans son discours inaugural, une mention honorable de cette plante. Nous savons que les Médecins de Genêve, depuis quelques années, en ont singulierement accrédité l'usage dans différentes maladies chroniques, même les plus rebelles & les plus invétérées, comme d'anciens ulcères aux jambes : ils l'ont adopté plus souvent encore aux affections rhumatismales, dans lesquels ce remede paroît avoir eû les meilleurs effets. Ils font bouillir une demi-once du bois de la plante, dans quatre livres d'eau jusqu'à deux livres, & l'on fait prendre cette quantité au malade, dans l'espace de vingt-quatre heures. Ils augmentent par degrés la proportion de Solanum jusqu'à deux onces. On dit qu'entre les mains de ces Médecins, ce remede a opéré des cures prodigieuses; & un Citoyen de cette Ville, plus à même que personne de connoître à quel point en est portée la consommation à Genêve, nous a assuré que bientôt l'usage de cette tisane, y deviendroit aussi familier, que celui de la limonade ou du petit lait, dans d'autres cas. M. Simmons, jeune Médecin Anglois dont la réputation sera un jour en proportion de ses talens & du zèle infatigable qu'il met à s'instruire, au retour des voyages qu'il venoit de faire dans presque toutes les parties de l'Europe, nous a rapporté ce qu'on disoit de la Morelle à Geneve & en Suisse. Mais de tous les Médecins célébres qu'il a eû occasion de voir, M. Fouquet de Montpellier est celui qui lui a cité un plus grand nombre d'observations suivies : ce dernier employe la formule de M. Razoux, qu'il a adoptée. Elle consiste à prendre des tiges fraîches de la plante dépouillées de feuilles, fleurs, &c. une dragme ou deux selon les circonstances. Après les avoir un peu contuses, on les fait bouillir dans environ seize onces d'eau de fontaine jusqu'à réduction de la moitié. M. Fouquet employe cette décoction dans plusieurs cas de scorbut, d'éruptions & de maladies de la peau, principalement de dartres, de maladies vénériennes rebelles.... Et même dans quelques maladies de poitrine. Nous nous rappellons à ce sujet que M. Werlhof, Anglois, s'est trouvé on ne peut pas mieux de la Douce-amere dans l'ulcère des poumons. C'est ce que rapporte M. Clerc dans son Histoire Naturelle de l'homme malade. A l'Hôpital Militaire de Montpellier, dont M. Fouquet est le Médecin, les vénériens, les écrouelleux, & en général tous les soldats attaqués de maladies chroniques, ne prennent presque pas d'autre boisson, & il observe qu'ils en avalent quelquefois de pleins brocs dans la journée, ce qui ne peut-être que l'effet d'une tradition favorable à ce remede, sur lequel nous commençons seulement nos premieres tentatives. Ce n'est pas à l'intérieur seulement que se borne l'usage de cette plante. Il nous est arrivé quelquefois, en herborisant, des écorchures ou des blessures légeres. Quelques feuilles de Douce-amere, contuses & appliquées sur le mal, le guérissoient à l'instant.

Rai, célébre Botaniste Anglois, rapporte que le cataplasme fait avec quatre poignées de feuilles de Douce-amere pilées, & quatre onces de semences de Lin en poudre bouillies dans du vin muscat de candie ou avec du lard, appliqué tout chaud, a résout dans une nuit des tumeurs d'un volume très-considérable, & qu'il a guéri par ce moyen des contusions de muscles désespérés.

## § III.

### Du Lédon des marais.

*Ledum palustre.* L. 561.

*Cistus Ledon foliis roris marini ferrugineis.* C. B. 467.

*Rosmarinum sylvestre.* Cam. Epit. 546.

M. de Linné assure que les habitants de la Westrogothie se guérissent ordinairement de la toux férine en faisant un fréquent usage du Lédon des marais, que les Herboristes vulgaires nomment Romarin sauvage. Outre cette propriété spécifique & singuliere de cet arbrisseau ; on lui attribue encore lorsqu'il est pris en décoction, celle d'être narcotique, & propre à calmer dans les fievres exanthématiques. Il croît dans toute l'Europe Septentrionale : il s'en trouve dans quelques terreins humides des Vôges.

## § IV.

### De la Miosotide.

*Myosotis scorpioïdes arvensis & palustris.* L. 188.

*Lithospermum arvense & palustre minus.* T. 137.

*Echium scorpioïdes arvense & palustre.* C. B. 254.

Cette plante que la plûpart des Botanistes prennent pour deux individus différents, est d'un grand usage en Sibérie contre les maladies inconnues & contre celles surtout dans lesquelles on soupçonne le vice vénérien. On lui attribue encore la propriété de guérir les ophtalmies, lorsqu'on l'applique sur les yeux entre deux linges, après l'avoir contuse.

## § V.

## DES GLANDS DE CHÊNE.

*Quercus robur.* L. 1414.

*Quercus cum longo pediculo.* C. B. 420.

LE Docteur Auenbrugger, Médecin de Vienne en Autriche, ainſi que ſon confrere Jacob Marx, ont fait prendre la décoction de la poudre de Gland de Chêne toréfié à la maniere du café. Ils ont crû reconnoître en elle les vertus d'un puiſſant déſobſtructif. Une obſervation d'un de ces Médecins ſembleroit nous engager à en réitérer l'épreuve dans les cas de pthiſie & de conſomption.... Une autre dans des accidents de maraſme & de ſpaſmes, d'hyſtérie, d'hypocondrerie... On l'a vu remédier à des accidents œdémateux. On annonce, & nous le croyons aſſez, ce remede comme anthelmintique & propre à adoucir tous les maux d'eſtomac, lorſqu'il ne les guérit pas radicalement.

## § VI.

## DE L'IRIS NOSTRAS OU VULGAIRE.

*Iris germanica.* L. 55.

*Iris.* Dod. Pempt. 243.

ON fait depuis longtems, ſoit dans les Pharmacies, ſoit dans les boutiques de parfumeurs, le plus grand uſage de la racine d'Iris de Florence. Il y a dix à douze ans que l'Herboriſte Lorrain à qui nous devons les ſubſtitutions à la Salſepareille, qui ont fait l'objet d'un mémoire particulier à l'un de nous, il y a dix ans que cet Herboriste faisoit à Nancy un commerce assez étendu de racines d'Iris de Florence, qui n'étoient autre chose que les racines de l'Iris vulgaire. On ne s'en est pas plus douté, que de la premiere substitution. Le bon marché avoit accrédité la sienne, qu'il ne vendoit que six sous la livre, tandis qu'elle en coûtoit vingt-quatre chez les marchands. Elle présentoit la même forme, le même aspect que l'Iris de Florence & leurs principes ne sont pas différents.

Tandis que notre Herboriste jouissoit à Nancy du profit médiocre de son industrie, un excellent Chimiste, M. Montet, de la Société Royale des Sciences de Montpellier, s'occupoit de travaux assez analogues aux siens. Il rassembloit ses recherches & ses observations sur cet objet dans un mémoire inséré parmi ceux de l'Académie Royale des Sciences (année 1772) & imprimé en 1775 ayant pour titre : *que la racine* D'IRIS NOSTRAS, *qui croît aux environs de Montpellier, peut être employée pour les usages de la Médecine & pour le parfum, avec le même avantage que l'Iris de Florence.* On apprend dans cet écrit le tems de recueillir cette plante, la maniere de la préparer & de s'en servir. Ce sont vraisemblablement celles que notre Herboriste employoit. Elle consiste surtout à faire sécher cette plante le plus rapidement & le plus complettement qu'il est possible, après l'avoir bien nettoyée. C'est à la blancheur parfaite de sa racine, qu'on reconnoîtra que l'exsiccation & la préparation ont été telles qu'il convient. Elle posséde alors les mêmes vertus médicinales. Elle est purgative, incisive, apéritive, béchique, antiasthmatique. Nous croyons l'avoir vû employer presqu'à tous ces titres, comme la racine d'Iris de Florence, qui étoit prescrite & la notre employée. La forte odeur de Violette qu'a la premiere, ne pourroit servir à la distinguer, car l'Iris vulgaire la posséde comme elle.

## § VII.

## DU FÉNOUIL D'EAU.

*Phellandrium aquaticum.* L. 366.

*Ligusticum phellandrium.* Crantz. Austr. 200.

*Cicutaria palustris tenuifolia.* C. B. 161.

M. Heister a vanté cette plante. Mais l'un des auteurs qui lui a attribué le plus de propriété est Arthur Conrad Ernsting, dans l'ouvrage que ce Médecin publia à Brunswick en 1739, sous le titre spécial de *Phellandrogie.* Il la regarde comme apéritive, diurétique, atténuante, saxifrage, antiseptique & antiscorbutique. Il conseille de l'employer contre les loupes, la splenitie, les obstructions du foie & du mésentere. C'est d'après les mêmes principes qu'il l'a croit propre à exciter les menstrues, & à purifier le sang.

Il ne paroît pas que depuis la dissertation d'Ernsting, on ait renouvellé ses expériences jusqu'à M. Lange, Médecin pensionné de Lunebourg, qui a fait imprimer, il n'y a pas longtems, à Francfort & à Leipsick, un ouvrage Allemand *sur l'efficacité singuliere de la semence du Fenouil aquatique.* Selon lui, une bonne dose de cette semence en poudre, prise sur une tartine de pain le matin, guérit les fievres intermittentes, adoucit les symptômes de la pulmonie, soulage dans les accidents vaporeux, corrige les ulcéres malins, ancien & chancreux, les fistules, &c.

Cette graine ne doit être recueillie que lorsqu'elle est dans la plus parfaite maturité. Dès qu'elle est ressuyée, on la pulvérise pour la conserver dans des bouteilles bien bouchées. M. Lange conseille de faire précéder son usage d'une médecine, dans laquelle on fasse entrer le mercure doux.... Il veut que les pléthoriques soient saignées auparavant.... C'est-à-dire, en général, que la préparation doit avoir lieu, & varier selon les besoins des individus & les circonstances dans lesquelles ils se trouvent. Quoiqu'il en soit, la dose de cette poudre est d'une cuillerée à café dans l'eau de fleurs de tilleul; ou pour mieux spécifier encore, d'un gros à trois, & elle doit-être continuée pendant huit à quinze jours. M. Lange rapporte dans son ouvrage bon nombre de guérisons opérées par ce remede, dont il nous semble que l'usage extérieur, comme discussif, ne doit point être négligé.

## § VIII.

## Du Botris.

*Chenopodium Botrys*. L. 320.

*Chenopodium Ambrosioïdes folio sinuato*. T. 506.

*Botrys*. Dod. Pempt. 34.

Les vertus de cette plante, selon M. Paulet, n'ont pas été suivies. » On l'appelle encore *l'Herbe à Printems*, du nom d'un fameux Charlatan de Paris pour l'examen des urines, qui l'emploie sans connoissance de causes & indistinctement pour tous maux ». Malgré cet usage abusif, M. Paulet invite les gens de l'art à ne point négliger les occasions de s'en servir, surtout dans l'asthme humoral, dans quelques affections de poitrine où l'abondance & la qualité des crachats annoncent la nécessité des béchiques incisifs, des déterfifs puissants, &c. La maniere de l'administrer consiste à la réduire en poudre, & à l'incorporer avec du miel en consistance d'électuaire. (Gazette de Santé, n.° VII, 1777).

*FIN.*

S

...remedii dosibus medicis.

| ...LAN... PART... | VIRTUS MEDICA | NUMERUS ÆGRORUM. |
|---|---|---|
| Cortices | Febrif. pect. astring. | V. |
| | Febrifug.<br>Febr. ton. astring.<br>Febrifug.<br>Febrifug. | X I.<br>X V I I I.<br>V I I I.<br>I V. |
| Semina | | |
| Radices | Vermifug. | Innumeri. |
| Radices<br>Folia si...<br>Fungus<br>Radix. | Antiphtysica.<br>Cancro med.<br>Astring.<br>Antivener. | X I I.<br>V. obs.<br>V.<br>comm. Chir. |
| Bulbi. | Analepticæ. | |
| Radices | Diaphoretic. | Innumeri. |
| ...ol. rad.<br>...nes plant...<br>...stip. in... | Antipyretic.<br>Antiscorbut.<br>& antiscorb... [illegible] | |

. 1333.
alis. L. 1332.

L. 1457.
. L. 517.

. 1245.
a. L. 264.

F
Om
&

www.ingramcontent.com/pod-product-compliance
Ingram Content Group UK Ltd.
Pitfield, Milton Keynes, MK11 3LW, UK
UKHW020257250726
13967UKWH00004B/1725

9 782011 91358